〈新装版〉21世紀の健康戦略シリーズ1・2

ヘルスプロモーション
～WHO：オタワ憲章～

島内憲夫 [編訳・解説]
鈴木美奈子 [訳書評]

垣内出版

プロローグ
～合本の出版にあたって思うこと～

　2013年は、ヘルスプロモーションにとって歴史的な年である。6月にはWHO主催の第8回ヘルスプロモーションに関するグローバル会議がフィンランドのヘルシンキで開催され、8月には第21回IUHPEがタイのパタヤで開催されたからです。

　前者の会議のテーマは、「Health in All Policies」です。それは、ヘルスプロモーションに関するオタワ憲章の原理の中に当初から内包されていました。3つの活動のプロセスの中にMediate（調停）が位置づけられ「健康のための前提条件と展望は、保健部門だけで確保されるものではない。より重要なことは、ヘルスプロモーションでは、すべての関係部門、すなわち政府、保健および社会的・経済的部門、行政以外の組織やボランティア組織、地方自治体、産業、そしてメディア活動を調整することが要求される。」と述べているからです。

　また5つの活動戦略の「健康的な公共政策づくり」の説明文の最初に、「ヘルスプロモーションは、ヘルス・ケアの範囲を超えている。(Health promotion goes beyond heath care.)」と述べていることがその根拠です。

　後者の会議のテーマは、「Best Investments for Health」（健康への最良の投資）です。この「投資」は、2005年のバンコク憲章で新たに追加された活動のプロセスです。この「投資」の議論を深めるためには、融資、システム、人間資源形成能力、介入、その他のことについて議論する必要があります。

　また「健康」については、健康の概念はもとより、well-beingや社会開発の概念までも「健康」との関連で検討する必要があります。

　想えば、1990年に意欲に燃えて「21世紀の健康戦略1：ヘルス・フォーオ

ール」と「21世紀の健康戦略2：ヘルスプロモーション～WHO：オタワ憲章～」を翻訳し、出版しました。以来、23年の歳月が流れたが、ヘルスプロモーションの価値は衰えることなく、ますますその価値が高まり、日本国民の心に定着しつつあります。それを裏付けるように平成21年度から文部科学省は保健体育の教科書に「ヘルスプロモーション」を位置づけ、未来の子どもたちの健康と幸せを願ってその理念を教え始めました。それは、ヘルスプロモーションの定義「人々が自らの健康とその決定要因をコントロールし、改善することができるようにするプロセスである。」の実現を目指しての試みでした。厚生労働省も不十分ですが、健康日本21を推進するための基礎に「ヘルスプロモーション」の考え方を置いています。

今回、垣内出版の峯達朗社長のご厚意で「21世紀の健康戦略1：ヘルス・フォーオール」と「21世紀の健康戦略2：ヘルスプロモーション～WHO：オタワ憲章～」の合本「21世紀の健康戦略1・2　ヘルスプロモーション～WHO：オタワ憲章～　島内憲夫［編訳・解説］・鈴木美奈子［訳書評］」を出版することになりました。この2冊は絶版になっていましたので、私は心から合本の出版を嬉しく思いました。

この2冊の書物を世に生み出すきっかけをくださったのは、他ならぬ恩師の山本幹夫先生と大西正男先生です。2人共すでに他界されていますが、2人の先生との出会いがなかったら、私はWHOの世界的な活動に目を向けることはなかったことでしょう。心から感謝の辞を述べたいと思います。「ありがとうございました。」

私は、2人の先生の意を継いで「ヘルスプロモーション」を日本の津々浦々に広めるために「日本ヘルスプロモーション学会」を仲間と共に、2002年に設立しました。その成果は設立当初から着実に出ており、会員も200人を超える規模になっています。

それは、ひとえに世界のヘルスプロモーションのトップ・リーダーのイローナ・キックブッシュ博士とドナルド・ナットビーム博士のお力添えと感謝申し

上げます。2004年の第2回学術大会には、ドナルド・ナットビーム博士（当時シドニー大学副学長、現サウサンプトン大学副学長）が特別講演を、2012年の第10回の学術大会には、イローナ・キックブッシュ博士（WHOシニア・アドバイザー）が特別講演をしてくださったことが大きな原動力になりました。

　最後になりましたが、この合本のエピローグで健康社会学研究室の助教の鈴木美奈子先生に、改めてこの2冊の翻訳書（WHOの健康戦略1・2）の価値について、再評価して頂くことにしました。教え子であり、共にヘルスプロモーションを推進する仲間である彼女と共に合本を出版することができることを心より嬉しく思っています。必ずや、教え子たちやヘルスプロモーションに共感する若手の研究活動家たちが、私が恩師から引き継いできたWHOの世界的な活動への熱い思いを受け継ぎ、「ヘルスプロモーション」の価値を一層高め、広めて下さるものと信じて疑っていません。

　「継続こそ力なり！」「ヘルスプロモーション」という名のWHOの21世紀の健康戦略は、未来の世界の中で新しい光として輝き続けることでしょう。

　ヘルスプロモーションの未来に栄光あれ！

　最後になりましたが、合本を出版するに際し、粘り強く編集作業に取り組んでくださった垣内出版の峯亜矢さんに心より感謝申し上げます。彼女の献身的な活動がなかったなら、この合本は出版に漕ぎつけることはできなかったからです。ありがとうございました。

　平成25年8月20日

　　　　　　　　　　　　　　　　　　　夏真っ盛りのさくらキャンパスにて
　　　　　　　　　　　　　　　　　　　　　　編訳者　　島内憲夫
　　　　　　　　　　　　　　　　　　　順天堂大学スポーツ健康科学部
　　　　　　　　　　　　　　　　　　　健康社会学研究室　教授

目 次

プロローグ〜合本の出版にあたって思うこと〜　島内憲夫 …………… 3

第1部

21世紀の健康戦略シリーズ1

ヘルス・フォー・オール
〜38の到達目標〜

はしがき〜監訳のことば〜　山本幹夫 ………………………………… 13

序　文 ……………………………………………………………………… 15

Ⅰ● 2000年までにヨーロッパのすべての人びとに健康を （到達目標1〜12）

 1. 健康における公正 ………………………………………………… 23
 2. 寿命の延長 ………………………………………………………… 24
 3. 障害者のためのよりよい機会 …………………………………… 25
 4. 疾病と障害の減少 ………………………………………………… 26
 5. 7つの特定疾患の根絶 …………………………………………… 27
 6. 出生時の平均余命 ………………………………………………… 28
 7. 乳児死亡率の低下 ………………………………………………… 29

8. 妊産婦死亡率の低下 …………………………………………………… 30
　　　9. 循環器系疾患の撲滅 …………………………………………………… 31
　　10. ガンの撲滅 ……………………………………………………………… 32
　　11. 事故の減少 ……………………………………………………………… 33
　　12. 自殺の防止 ……………………………………………………………… 34

II ●「すべての人びとに健康を」のために必要な変革

　　＊健康を導くライフスタイル（到達目標13〜17）
　　13. 健康的な公共政策 ……………………………………………………… 37
　　14. ソーシャルサポート（社会的支援）・システム …………………… 38
　　15. 健康行動のための知識と動機 ………………………………………… 39
　　16. 積極的な健康行動の促進 ……………………………………………… 40
　　17. 健康を損なう行動の減少 ……………………………………………… 41
　　＊健康的な環境（到達目標18〜25）
　　18. 健康的な環境のための政策 …………………………………………… 42
　　19. 環境におけるリスクの監視，評価および抑制 ……………………… 43
　　20. 水質汚濁 ………………………………………………………………… 44
　　21. 大気汚染に対する防御 ………………………………………………… 45
　　22. 食品の安全 ……………………………………………………………… 46
　　23. 危険廃棄物からの防御 ………………………………………………… 47
　　24. 健康的な家庭 …………………………………………………………… 48
　　25. 健康的な労働状態 ……………………………………………………… 49
　　＊適切なケア（到達目標26〜31）
　　26. プライマリ・ヘルス・ケアを基本とするヘルス・ケア・システム …… 50
　　27. ニードに応じた合理的，選択的な資源配分 ………………………… 51
　　28. プライマリ・ヘルス・ケアの内容 …………………………………… 52
　　29. プライマリ・ヘルス・ケアの提供者 ………………………………… 53
　　30. プライマリ・ヘルス・ケアのための地域資源の調整 ……………… 54
　　31. サービスの質の保証 …………………………………………………… 55

III ●健康開発のための支援（到達目標32〜38）

　　32. 研究と「すべての人びとに健康を」………………………………… 59

33．「すべての人びとに健康を」の政策 ································· *60*
34．計画の管理と資源の分配 ··· *61*
35．健康情報システム ·· *62*
36．「すべての人びとに健康を」のための保健職の計画、教育と活用········ *63*
37．「すべての人びとに健康を」を支援するための他の分野における
　　職員の教育 ·· *64*
38．保健技術の評価 ·· *65*

結　論 ··· *66*

参考文献 ··· *70*
あとがき　島内憲夫 ··· *70*

第2部

21世紀の健康戦略シリーズ2
ヘルスプロモーション
～WHO：オタワ憲章～

訳者のことば　島内憲夫 ··· *75*

I ●ヘルスプロモーションに関するオタワ憲章（訳文） ················· *79*
1．序 ·· *79*
2．ヘルスプロモーション ··· *79*
　　（1）健康のための前提条件 ··· *80*
　　（2）唱道 ·· *80*
　　（3）能力の付与 ··· *80*
　　（4）調停 ·· *81*

3．ヘルスプロモーション活動の方法 ·· 81
　　（1）健康的な公共政策づくり ·· 81
　　（2）健康を支援する環境づくり ··· 82
　　（3）地域活動の強化 ·· 83
　　（4）個人技術の開発 ·· 83
　　（5）ヘルスサービスの方向転換 ··· 83
　4．未来への胎動 ·· 84
　　（1）ヘルスプロモーションのための公約 ·· 85
　　（2）国際的活動の要求 ·· 85

Ⅱ●ヘルスプロモーションに関するオタワ憲章（原文） ···························· 87

Ⅲ●解　　説 ·· 95
　1．オタワ憲章の意味 ·· 95
　2．オタワ憲章にいたるまでの道程 ··· 99

Ⅳ●ヘルスプロモーション・キーワード ·· 111

エピローグ～合本の価値～　鈴木美奈子 ··· 123

第1部

21世紀の健康戦略シリーズ1

ヘルス・フォー・オール
～38の到達目標～

山本幹夫
［監訳］
島内憲夫
［編訳］

HEALTH FOR ALL
The Shortened Version of the Target Book
by WHO Regional Office for Europe
©1985 by WHO Regional Office for Europe

The translation of this book is made by
permission WHO Regional Office for Europe,
Copenhagen

はしがき
～監訳のことば～

　1946年のWHOの健康の定義が、健康に関する理想を表明したものとすれば、「2000年までにすべての人びとに健康を」は、最高レベルの健康を目指して努力したヨーロッパの人びとがたどりついた、現実の保健行動に関する指針を示したものである。換言すれば、2000年までに世界中の人びとの健康が少しでも向上するようにと願う、永年の国際的な保健活動の努力の結果はじめて生まれたものである。

　1978年の「プライマリ・ヘルス・ケアに関するアルマ・アタ宣言」において、新しい世界の保健活動の進め方が示された後、ヨーロッパ地域事務局では保健の専門家が活動を行なう際のガイドブックの必要性を感じていた。それに応えた書物が、1985年に出版された「ヘルス・フォー・オール——38の到達目標——」である。

　この健康戦略をさらに発展させ、翌年の1986年にはヨーロッパの人びとが中心となって、カナダ、オーストラリア、アメリカそして日本に呼びかけ、先進国向けの「ヘルスプロモーションに関するオタワ憲章」の提唱に成功したのである。

　「ヘルスプロモーションとは、人びとが自らの健康をコントロールし、改善することができるようにするプロセスである。」また、その究極目標は「すべての人びとがあらゆる生活舞台——学習・労働・余暇そして愛の場——で健康

を享受できる公正な社会の創造にある。」この提唱の成功は、WHOがイニシアティブを取って、世界中に見られる「健康格差」を2000年までにできるだけ是正しようとする公正な活動を展開してきたからにほかならない。

　この訳本は700頁におよぶ親本の要約版であるが、親本とまったく同じ枠組みと体裁である。その内容の中心は、38の到達目標である。

　1から12までの到達目標は、「すべての人びとに健康を」の一般的な目標を網羅している。13から31までの到達目標は、「これらの目標を達成するために必要な変革」を示している。そして32から38までの到達目標は、「変革のために必要ないくつかのサポート」に関係している。

　ご覧いただければすぐ気づかれると思うが、「ヨーロッパ地域」という言葉がいたるところに使われている。この言葉を「日本」に置き換えてみるとわが国の健康問題と、わが国の健康問題とその解決法を書いているとも言える。

　いま日本にとって、健康問題の解決は国や地域そして個人にとってきわめて重大な関心事である。このニードに応える保健職にある人びとにとっては、この書物はなくてはならない便利なガイドブックとなろう。

　本書は、先述のように「2000年までにすべての人びとに健康を」の要約版であるが、最初にこの本を読まれた後、親本を読まれた方がよいと考えて、まずこの要約本（通称ベビーブック）を出版した。

　ともあれ、この書物を参考とした地域の保健活動が、わが国の　ともあれ、この書物を参考とした地域の保健活動が、わが国のいたるところで展開され、「健康なまちづくり」が行なわれることを心から願う次第である。

　　平成2年8月31日

　　　　　　　　　　　　　　　　　　　　監訳者　　山本幹夫

序　文

　「すべての人びとに健康を（Health for All）」とは、人びとが自分や家族の生活を築いていく力をもち、避けることのできる疾病の苦しみから逃れ、不健康は避けられないものではないことを明確に理解することである。このことは、家庭や学校そして職場で健康問題に着手することによって、人びとは疾病を予防し、避けられない疾病や障害を軽減するよりよい方法をみいだすであろうということを意味している。そしてまた、健康の資源が公平に分配され、コミュニティをすべて巻き込んだ必須のヘルス・ケアをすべての人びとが利用できるようにすることを意味している。

　2000年までにヨーロッパ地域のすべての人びとが健康に到達するための38の到達目標は、WHOが創立以来とってきた方針の最終段階である。1946年に採択されたWHO憲章では、健康とは「身体的、精神的、社会的に完全に良好な状態であって、単に疾病や虚弱でないだけではない」と定義している。つまりWHO憲章によれば、可能な限り最善の健康状態は「すべての人間の基本的権利の一つである」ということになる。

　1977年にWHOの中心機関である世界保健総会は、「きたるべき数十年間のWHOの主要な社会的到達目標は、2000年までに世界中のすべての人びとが、社会的にも経済的にも生産的な生活が過ごせるような健康水準への到達である」と決議している。1978年にソ連のアルマ・アタで開催されたプライマリ・ヘルス・ケア国際会議によれば、この目標を達成させるための鍵はプライ

マリ・ヘルス・ケアにある。

　WHOのヨーロッパ地域委員会は、モロッコ共和国のフェスで会合し、1980年の加盟国における最初の共通した健康政策として「2000年までにすべての人びとに健康を」という地域政策を採択し、1984年には、ヨーロッパの国ぐにが健康とそれに関連した問題を改善していく中でなさねばならない最低限の進歩が記述されている、38の目標を掲げた。

　「すべての人びとに健康を」には、多くの前提条件が必要とされる。平和、社会的正義、充分な食料と安全な水、適切な教育、きちんとした家、社会における有用な役割、そして各人に充分な収入がなくては、人びとにとっての健康や真の成長や社会的発達はありえない。地域の到達目標は、これらのニーズのほとんどすべてをとりあげている。つまり、38の到達目標は以下の2つの理由で採択された。

　その第一は、資金が投入され健康が向上しているにもかかわらず、ヨーロッパの人びとは可能な限り健康的であるとはいえないという点である。また第二は、全体的には地域においてハイレベルの発展があるにもかかわらず、健康におけるゆゆしい不平等はいまだ存在していることである。たとえば、両極端にある国ぐにでは、平均余命に20年の差があり、地域によっては、出生1000に対して7以下から100以上までの範囲で乳児死亡率に差がみられる。同様の変動が妊産婦死亡率と子どもの死亡率にもみられる。

　共通の目的を追求するために、すでに有効な意志、知識、資源、技術がまとめられているならば、健康の改善は期待できることを38の到達目標は示している。設定された目標は、歴史的な趨勢、期待されうる進歩や、予想される介入の効果についての有効な知識に基づいている。これらの目標は、加盟国がそ

れぞれの国で優先的に行なうべきこと、目標や可能性、従ってどの程度各国が地域の目標に到達することに貢献できるかということを決定する際の助けとなることを意図している。

到達目標の核心

目標には6つの主要なテーマが流れている。まず第一は、「すべての人びとに健康を」とは"公正"を意味しているということである。このテーマは、国家間、また国内での健康に関する現在の不平等を可能な限り減少させるべきであることを意味している。

目標は、人びとが身体的、精神的、情緒的能力を十分に活用することができるように、人びとに積極的な健康感を与えることを目指している。従って第二のテーマは、"ヘルスプロモーション"と"疾病予防"である。

人びと自身が「すべての人びとに健康を」を達成するだろう。よりよい情報とよい動機づけと積極的な"コミュニティ参加"は、共通の目標を達成するために不可欠である。

保健当局は、解決すべき問題の一部分しか処理できないので、健康の必須条件を確保し、健康政策を推進し、物理的・経済的・社会的環境のリスクを減少させる唯一の方法は、関係のある政府と社会のすべての分野を包む"さまざまな分野の協力"である。

ヘルスケア・システムの焦点は、"プライマリ・ヘルス・ケア"におくべきである。すなわちサービスは、人びとが生活し、仕事をしている場に可能な限

り近いところで提供されることによって、各コミュニティの基本的ニーズにかなうのである。そしてすべての人びとにとってたやすく利用でき、受け入れられやすいものとなり、そして十分なコミュニティの参加がみられるようになるのである。

最後にいくつかの健康問題は国境を越える。すなわち、公害や健康に害を与える産物の貿易は、その解決に"国家間の協力"を必要とする問題の典型的な例である。

38の到達目標は、主題と達成の時期によって、相関する3つのループに分けられる。これらの時期は、2000年までにすべての人びとが健康に到達するために必要な事柄の論理的な順序を示している。到達目標の第一のグループは、「すべての人びとに健康を」の一般的な目標を網羅している。第二のグループは、これらの目標を達成するために必要な変革を述べており、第三のグループは、変革のために必要ないくつかのサポートに関係している。

世界保健総会とWHOのヨーロッパ地域委員会における決議を通して、すべての加盟国は、「すべての人びとに健康を」の戦略と到達目標を受け入れ、そして行動を起こすことを誓った。ヨーロッパ地域の加盟国は、目標に応じた進行状況を監視し、地域委員会と世界保健総会に対し、1983年から2年ごとに進行状況を報告することに同意した。ヨーロッパ地域の加盟国はまた、1985年から6年ごとに進行状況の徹底的な評価を報告することも具申するであろう。(参考文献1)に含まれている、WHOによって作成された地域の健康指標の草案リストは、これらの報告に使われるであろう。

38の到達目標は、どの加盟国をも法的に拘束するものではない。つまり、これらは環境とニーズに適合した「すべての人びとに健康を」のための政策や

計画を発展させるために、各国の公的機関や専門家集団や一般大衆を刺激するよう意図されている。強力で、積極的な政治的・公的サポートによってのみ、「2000年までにすべての人びとに健康を（Health for All）」を保証することができるのである。

I
2000年までにヨーロッパのすべての人びとに健康を
(到達目標1～12)

1. 健康における公正
2. 寿命の延長
3. 障害者のためのよりよい機会
4. 疾病と障害の減少
5. 7つの特定疾患の根絶
6. 出生時の平均余命
7. 乳児死亡率の低下
8. 妊産婦死亡率の低下
9. 循環器系疾患の撲滅
10. ガンの撲滅
11. 事故の減少
12. 自殺の防止

I　2000年までにヨーロッパのすべての人びとに健康を

　最初の12の目標は、人びとが健康になるための基本的な必須条件を述べている。それらが完了する時期は2000年である。2種類の改善がなされるべきである。まず第一は、目標1に述べられているように"健康における公正"であり、現在の健康状態の不平等を減少させることによって達成される。もう一方の目標は、3つの方法で"健康を強化すること"を意図している。目標2と3は、健康的な方法で恩恵を受け、生活に対処するように、各人の身体的、精神的能力の十分な開発とその活用を確実にすることによって、寿命を数年間延ばすことにある。目標4と5は、疾病と障害を減少させることによって、人生に健康を加えることにある。一方、目標6～12の目的は、早死の数を減少し、それにより平均余命を延長することによって寿命を延ばすことにある。

1. 健康における公正

> 2000年までに、恵まれない国ぐにと集団の健康状態を改善することによって、国家間と国内の集団間にある現在の健康状態の差を、少なくとも25％減少すべきである。

　男女間、社会的あるいは経済的集団および国家間における現在の健康状態の不平等を、以下のことにより減少させることができよう。健康のための基本的必須条件がすべての人びとに満たされること。ライフスタイルに関するリスクが減少すること。生活と労働の条件における健康的側面が改善されること。そしてすべての人びとが利用しやすいように、よいプライマリ・ヘルス・ケアが行なわれること。他のすべての目標もこれに貢献するものである。

2. 寿命の延長

> 2000年までに、人びとは社会的にも経済的にも人生を十分に生きるために、健康の潜在能力を開発し活用することのできる基本的な機会をもつべきである。

もし、加盟国の健康政策が、個々人の健康の潜在能力を開発し活用するために必要な環境条件やソーシャルサポートやサービスを供給する、発展的・手段的な監視プログラムの枠組を与えるならば、人びと、特に高齢者や恵まれない人びとは、安全かつ有用な人生を送るために、彼らの健康の潜在能力を十分に活用することができるであろう。

3. 障害者のためのよりよい機会

> 2000年までに、障害者は少なくとも社会的、経済的に満たされ、精神的にも創造的な生活ができるような、物質的、社会的、経済的機会をもつべきである。

　身体的、精神的に障害のある人びとが、個人的選択や社会的相互作用や仕事に対して、その権利を行使するような生活を送ることができるようにすべきである。もし、社会が障害者に対し積極的な態度をとり、障害者の援助を得て、彼らが健康な生活を営む能力を発展させるための適切な身体的、社会的、経済的機会を与えることを目的とするプログラムを設定するならば、障害者はそのような生活を送ることができるであろう。

4. 疾病と障害の減少

> 2000年までに、人びとが主な疾病や障害から解放されて生活できる平均年数を、少なくとも10％増加すべきである。

　もし、有効な治療法や予防法が事故や疾病による死亡や障害を減少させるために用いられるならば、人びとの生活に健康が加えられるであろう。もし、たとえば事故、暴力、心臓血管系疾患、ライフスタイルに関連したガン、職業病、精神病、アルコール依存症や薬物乱用などに対する第一次予防のための包括的プログラムが開発され、適切な治療やリハビリのサービスがすべての人びとに提供されるならば、この目標は達成できるであろう。さらに、感染症疾患の予防に関する現在の知識は組織的に用いられるべきである。また、遺伝に関するカウンセリングサービスは、より一般的に利用されるべきである。身体に障害をもたらす神経系、筋肉系疾患の研究は強化され、歯と歯肉の健康に対する予防手段が効果的に実施されるべきである。最後に、すぐれたヘルスケアをすべての人びとが容易に利用できるということは、本質的に重要なことである。目標9～11および17と25では、最も一般的な障害をもたらす状態のいくつかを予防するプログラムについて論じている。

5. 7つの特定疾患の根絶

> 2000年までに、地域における土着の麻疹、ポリオ、新生児の破傷風、先天性風疹、ジフテリア、先天性梅毒、土着のマラリアを根絶すべきである。

　もし、確実なコントロール技術が有効である疾患が除去されるならば、人びとはさらにより健康な生活を送ることができるであろう。この目標は、効果的な疫学的サーベイランス、ワクチン接種、マラリア抑制手段、梅毒についてのリスク教育、スクリーニング、そして必要に応じた妊婦の治療を確実にするような、よく組織化されたプライマリ・ヘルス・ケアを通じて達成されうる。

6. 出生時の平均余命

> 2000年までに、地域における出生時の平均余命を、少なくとも75歳にすべきである。

　もし2000年までに、平均余命が65歳以下の国、または国内の集団がなくなれば、また、もし1980年の時点で、すでにこのレベルに到達している国ぐにが、75歳以上の平均余命をもつようになり、さらに、もしすべての国で地理的地域間、社会経済的集団間、そして性別間における現在存在している平均余命の格差が、少なくとも25％減少すれば、この目標は達成できるであろう。目標9～11がこれと特別に関係があるが、ある意味では、他のすべての目標はこの一つを達成するために貢献しているといえる。

7. 乳児死亡率の低下

> 2000年までに、地域における乳児死亡率を出生1000に対して20以下にすべきである。

　現在の乳児死亡率とその低下の水準は、地域によってかなり相違がみられる。2000年までに、もしすべての国や国内の集団において、乳児死亡率が出生1000に対して40以下になるならば、また、もし1980年の時点で、すでに40以下になっている国ぐにおいては、出生1000に対して15以下となれば、さらに、すべての国で地理的地域間、社会経済的集団間の格差を、かなりの程度減少させる努力がなされるならば、より多くの乳児が生後1年目を生き延びることであろう。

8. 妊産婦死亡率の低下

> 2000年までに、地域における妊産婦死亡率を出生10万に対して15以下にすべきである。

　現在の妊産婦死亡率とその低下傾向にも、地域によってかなり相違がみられる。そして、妊産婦死亡の半数は、おそらく避けることができるものである。もし2000年までに、すべての国や国内の集団において妊産婦死亡率が出生10万に対して25以下になるならば、そして1980年の時点で、すでに25以下になっている国ぐにににおいては10以下となれば、さらにすべての国で地理的地域間、社会経済的集団間の格差をかなりの程度減少させる努力がなされるならば、出産はより多くの女性にとってより安全なものになるであろう。

9. 循環器系疾患の撲滅

> 2000年までに、地域における65歳以下の循環器系疾患による死亡率を、少なくとも15％低下すべきである。

　地域における主要な死因であり、機能障害の重要な原因であるこれらの疾患による現在の死亡率は、予防法と治療法の結合によって低下させることができる。このことによって、虚血性心疾患による死亡率が増加または一定している国においてその傾向は逆転し、減少しつつある国においてはその傾向は促進されるであろう。このことはまた、すべての国において脳血管障害による死亡率の現在の減少傾向にも貢献するであろう。

10. ガンの撲滅

> 2000年までに、地域における65歳以下のガンによる死亡率を、少なくとも15％低下すべきである。

　もし、喫煙の大幅な減少によってタバコに関連したガンが減少するならば、そしてスクリーニングのプログラムの確立によって子宮頸部ガンが減少するならば、そしてその他の種類のガンの早期発見のための方法が発達するならば、さらに現在の早期診断、治療、リハビリテーションの方法が、それらを必要とするすべての人びとに適用されるならば、地域において第二の主要死因となっている、ガンによる死亡数を減らすことができるであろう。

11. 事故の減少

> 2000年までに、交通事故、家庭内の事故、職業上の事故を減少させる努力を強化することによって、地域における事故死を少なくとも25％減少すべきである。

　もし2000年までに、すべての国で交通事故による死亡率が人口10万に対して20以下になれば、現在の時点で死亡率がそれより低い国においては15以下になれば、すべての国において、性別、年齢別集団間、そして特に社会経済的集団間に存在する事故死亡率の格差が減少するならば、そして職業上の事故による死亡率が少なくとも50％低下するならば、さらに家庭内の事故による死亡率がかなり減少するならば、地域における第三の主要死因となっている道路上、家庭内そして職場での多くの事故は防ぐことができるであろう。

12. 自殺の防止

> 2000年までに、地域における現在の自殺や自殺未遂の増加傾向を逆転すべきである。

　もし失業や社会的孤立のような個人に緊張を与える社会的状況が改善されるならば、個々人の生活上のできごとへの対処能力が、教育やソーシャルサポート（目標14と15）によって強化されるならば、ヘルス・ケア・サービスや社会的サービスの職員が、ハイリスクの人びととの接し方についてよりよく訓練されるならば、そしてコミュニテイが自殺の原因と予防について教育を受けるならば、自殺と自殺未遂を減少させることができるであろう。

II
「すべての人びとに健康を」のために必要な変革

＊健康を導くライフスタイル（到達目標13〜17）
  13．健康的な公共政策
  14．ソーシャルサポート（社会的支援）・システム
  15．健康行動のための知識と動機
  16．積極的な健康行動の促進
  17．健康を損なう行動の減少

＊健康的な環境（到達目標18〜25）
  18．健康的な環境のための政策
  19．環境におけるリスクの監視、評価および抑制
  20．水質汚濁
  21．大気汚染に対する防御
  22．食品の安全
  23．危険廃棄物からの防御
  24．健康的な家庭
  25．健康的な労働状態

＊適切なケア（到達目標26〜31）
  26．プライマリ・ヘルス・ケアを基本とするヘルス・ケア・システム
  27．ニードに応じた合理的、選択的な資源配分
  28．プライマリ・ヘルス・ケアの内容
  29．プライマリ・ヘルス・ケアの提供者
  30．プライマリ・ヘルス・ケアのための地域資源の調整
  31．サービスの質の保証

II 「すべての人びとに健康を」のために必要な変革

　13～31の目標は、到達目標の第一グループにおける改善の達成のために必要なライフスタイルの変革、環境とヘルス・ケアに関するものである。第二グループの達成時期は1990年か1995年である。財源などの問題がなければ1995年が妥当である。

　ライフスタイルと環境の変革のポイントは、まず人びとの健康が政治的、経済的、社会的、物理的環境にかなりの程度依存していることを認めることである。13～17の到達目標が"健康を導く社会的、個人的ライフスタイル"に関わり、18～25は"健康的な環境"に関わっている。

　26～31の到達目標の主題は、健康改善のための伝達的方法、"適切なケア"の意味を、改めて明らかにすることである。最近30年間の著しい進歩にもかかわらず、ヨーロッパの人びとの健康は、期待されたほど速やかには改善されなかった。おそらく、ヘルス・ケア・システムが異なることによる発展の速度の違いと、供給された種々の形のケアの中で生じた不均等のためであろう。第二グループにおける最終到達目標は、アルマ・アタで承認された考えと、ケアの中心として病院を位置づけないことを基礎にした、新しい均衡のとれたヘルス・ケア・システムを提案している。第二次、第三次ケア、および知識ある活動的な人びとによって支援されているプライマリ・ヘルス・ケアをヘルス・ケア・システムの中心とすべきである。6つの関連した到達目標は、ケアの内容のみならず、質を保証する評価のための規定を含んだシステムの設計と構造の概要を示している。

＊健康を導くライフスタイル＊

13. 健康的な公共政策

> 1990年までに、すべての加盟国における国家政策において、法律、行政、経済機構間の幅広い相互援助と、健康的なライフスタイルの促進のための資源を供給すること、そして、このような政策決定のあらゆるレベルにおける人びとの効果的な参加を保証しなければならない。

　ライフスタイルは健康を左右するのだが、人びとの環境と財産は、生活に役立つ健康的な方法を選択する能力を制限する。それゆえに、公共政策は、ライフスタイルや健康に影響を与える政府のすべての分野における活動をカバーするための、内閣レベルの保健計画戦略を通して、また、健康に関する政策とその評価に関する定期的なアセスメントを通して、健康的なライフスタイルを促進すべきである。国民は、政策の計画および開発に参加する方法をもたねばならない。

14. ソーシャルサポート（社会的支援）・システム

> 1990年までに加盟国は、健康的なライフスタイルの開発、支援において、家族や他の社会的グループの主要な役割を高めるための特殊なプログラムをもたねばならない。

　人びとは、生活ストレスへの対処方法を家族や社会的ネットワークから学んでいる。これらのグループに対する教育、ケア、支援のための政策や計画は、まず地方レベルにおいて保健計画と福祉計画を相互に密接に関連づけることにより、またコミュニティ活動を高める計画に対して十分な資金を出すことにより、確実なものとなるであろう。

15. 健康行動のための知識と動機

> 1990年までにすべての加盟国は、教育計画を立て、人びとが健康を獲得し維持するために必要な知識、動機、技能を身につけることを強化すべきである。

　幼少時より開始され、幅広い活動を包含している健康教育は、健康的なライフスタイルをつくり、健康に害のある行動を助長するような悪い社会的影響を除去しようと勤めることができる。効果的な基盤を確実にし、あらゆるレベルにおける健康教育プログラムに資金を供給することは、人びとが健康行動を選ぶための学習を助けることになるであろう。

16. 積極的な健康行動の促進

> 1995年までにすべての加盟国は、栄養のバランス、禁煙、適切な身体運動、そしてよいストレス解消法などの積極的な健康行動をより推進すべきである。

加盟国は活発な健康維持を促進すべきである。それは、人びとのwell-beingの感覚を増大させるとともに、病苦を緩和することにもつながる。もし、各加盟国がこれらの分野において明確な目標、たとえば非喫煙者を少なくとも人口の80％以上にする、そしてタバコの消費を50％減らすことを設定するならば、そしてもし、WHOと他の国際的機関が、ポジティブな健康概念と健康行動のパターンを受け入れられるように人びとを勇気づけるために、地域のいたる所でヘルスプロモーション活動に協力すれば、この目標は達成することができる。

17. 健康を損なう行動の減少

> 1995年までにすべての加盟国は、多量の飲酒、薬物の乱用、違法な薬品、危険な化学物質の使用、そして危険な自動車運転や暴力のような行動など、健康を損なう行動を大幅に減少すべきである。

　健康を損なう行動（それはしばしば個人あるいは社会の葛藤を解決する試みである）を減少させることは、また健康を促進させることになる。この目標の達成は、アルコールや他の有害な物質の消費を2000年までに少なくとも25％減らすなどの、統合された計画を開発することによって、より支援されるであろう。これらの常道を用いている人びとを教育する特別の計画は、社会的集団における社会的暴力の犠牲者を助け、社会的葛藤を解決するための計画とともに必要なことである。

＊健康的な環境＊

18. 健康的な環境のための政策

> 1990年までに加盟国は、健康に危険をもたらすものから環境を効果的に保護すること、コミュニティの意識確立と巻き込み、そして一国を越えて影響をもたらすような危険を抑制するための国際的協力を効果的に支援する、といった多分野にわたる政策を用意すべきである。

環境保護政策を確立するためには、すべての政府が社会経済的発展と健康のために、健康的な環境の重要性を受け入れなければならない。政府と社会の多くの分野によるよく調整された努力は、健康への関心は新技術導入を含む産業と、他の種類の社会経済的発展において必須の部分であるということを確立するために、中央、地域、地方の各レベルにおいて必要とされている。また政府は、コミュニティへより多くの情報を流すための機構を導入し、健康に潜在的に関係している環境廃棄物について、人びとが明確な意見を表明することを認めるべきである。最後に国ぐには、健康に対する国際的な環境危険物を抑制するために協力すべきである。

19. 環境におけるリスクの監視、評価および抑制

> 1990年までにすべての加盟国は、潜在的な毒化学物質、放射能、有害な商品、生物学的薬品を含め人間の健康に脅威を与える環境の危険を監視、評価、抑制するために適切な機構をもつべきである。

　環境の中の健康の危険から人びとを保護するためには、対象を明確にした、よく調整された監視プログラムの確立が必要である。暴露限界値を決定し、抑制の手順を提示するためのデータを事前評価する方法と健康基準が開発されなければならない。また、危険抑制のための手段の導入とその維持のためには、十分な資金供給が開発されなければならない。最後に、環境保健・保護のすべての局面のために、十分に訓練された有能な職員が必要である。

20. 水質汚濁

> 1990年までにヨーロッパ地域のすべての人びとは、安全な飲料水の供給を受けるべきであり、1995年までには、河川・湖沼・海洋の汚染は、もはや人間の健康にとって脅威でなくなるようにすべきである。

水質汚濁と上下水道の不足という深刻な問題の解決には、ヨーロッパ地域の遅れている国においては（国際的そして両者間の助力によって）飲料水供給設備の建設と維持にさらに多額の費用を使うことと、十分な人数の有能な職員を訓練して使うことが必要であろう。ヨーロッパ地域のすべての国は、表面水と地下水の汚染の監視とコントロールのために、そして公衆の健康を保護する基準に応じるために、立法・行政・専門的手段を導入すべきである。

21. 大気汚染に対する防御

> 1995年までにヨーロッパ地域のすべての人びとは、大気汚染による既知のヘルスリスクから効果的に守られるべきである。

　大気汚染は、気候を変化させ、健康を害し、極端な場合は人命を奪う。大気汚染のサーベイランスとコントロールのための、国際的に容認された基準に基づく立法・行政・専門的手段を導入することによって、加盟国は、屋内と屋外の大気汚染によるリスクから健康を守ることができるであろう。

22. 食品の安全

> 1990年までにすべての加盟国は、食品汚染によるヘルスリスクを著しく減少すべきである。また、有害添加物から消費者を保護するための法案を実施すべきであろう。

有効な立法・行政・専門的手段が、製造、流通、保管、販売、使用のすべての段階における食品汚染のサーベイランスとコントロールのために導入されるなら、また、国家的・国際的法案が有害添加物の使用の抑制を行なうならば、人びとはより安全な食品を購入し、生産することができるであろう。

23. 危険廃棄物からの防御

> 1995年までにすべての加盟国は、危険廃棄物処理に関連した主な既知のヘルスリスクを除去すべきである。

　危険廃棄物の安全な処理は、ヨーロッパにおいて大きくなりつつある問題である。この目標を達成するには、危険廃棄物のサーベイランスとコントロールのための立法・行政・専門的手段の導入と、すでに捨てられている廃棄物からのヘルスリスクを除去するための有効な手段の導入が必要であろう。

24. 健康的な家庭

> 2000年までにヨーロッパ地域のすべての人びとは、健康で安全な環境を供給する住宅とセツルメントで生活する、よりよい機会をもつべきである。

　住宅供給状態は、人びとの身体的・精神的健康に影響を与える。すべての人びとのためにより安全で健康的な住宅を供給するには、住宅建設計画の促進、標準以下の生活水準の改善、過密の減少が必要であろう。場所、暖房、明るさ、ゴミ処理、騒音防止、安全性といった住宅の公共的側面のために、国際的健康基準は開発されるべきである。また、若い家族、高齢者、身体障害者といったグループの特別のニーズも考慮されるべきである。このような基準に応じた立法・行政・専門的手段が必要とされている。交通安全を改善し、空地と再開発地域の供給、そして社会的相互作用を促進するような手段によって健康とwell-beingを高めるために、コミュニティ計画の質も改善されるべきである。最後に、すべての住宅は、適正な下水設備をもつべきである。また、十分な規模のコミュニティはすべて、下水道、適切な浄化槽、ゴミ回収とゴミ処理システムをもつべきである。

25. 健康的な労働状態

> 1995年までにヨーロッパ地域の人びとは、仕事に関連したヘルスリスクから効果的に保護されるべきである。

　安全で快適な労働環境は、健康とwell-beingを促進する。職場のヘルスサービスは、家庭を含めたすべての職場における、すべての労働者を保護するために導入されるべきである。また、生物学的、化学的、物理的危険から労働者を保護するための健康基準も開発されるべきである。また、仕事に関連したリスクファクター減少のための専門的、教育的手段もまた実施されるべきである。そして、特に健康を害しやすい労働者に対しては、特殊防御がなされるべきである。労働者、雇用者そして一般公衆は、労働状態の改善や職業的リスクの削減に関する忠告を受けとめ、それに参加すべきである。

*　適切なケア　*

26. プライマリ・ヘルス・ケアを基本とするヘルス・ケア・システム

> 1990年までにすべての加盟国は、アルマ・アタ会議で形づくられたプライマリ・ヘルス・ケアを基礎とした、第二次、第三次ケアにより支えられたヘルス・ケア・システムを、効果的なコミュニティの考え方に基づいて、開発すべきである。

　プライマリ・ケアはヘルス・ケア・システムの中核として、第二次ケアや病院のケアにとって変わるべきである。このことは、国家の最高機関や健康領域における全レベルの当局の行政リーダーが、プライマリ・ヘルス・ケアをヘルス・ケア・システムの中心におくという明確な声明を出し、効果的な法案や条例や計画によって裏づけすることによって達成されるであろう。第二次・三次ケアは、第一次レベルをより専門化した、診察・治療の機能を用意することにより、プライマリ・ヘルス・ケアを支援すべきである。さらに、ヘルス・ケア・サービスの需要者は、自分達のニーズと関心がプライマリ・ヘルス・ケアの計画と供給に対して有効な影響を与えられるようにする方法をもつべきである。保健職が日常の仕事の中でこの政策を十分に受け入れ、支援するためには、すべての保健職のグループで自由な話し合いが開かれるべきであり、またその話し合いは保健職の政策、訓練やプログラムの適切な修正により支援されるべきである。このような開発は、各加盟店の国情を考慮しなくてはならない。

27. ニードに応じた合理的、選択的な資源配分

> 1990年までにすべての加盟国において、資源がニードに応じて分配されるように、そしてサービスが人びとにとって物理的、経済的に近づきやすくなり、文化的に受け入れやすくなるように、供給システムの基盤を組織化すべきである。

　公平な資源配分は、個々人の物理的・経済的範囲内の、プライマリ・ヘルス・ケアに基づいた、受け入れられやすい保健サービスを導くであろう。立案された開発と広範囲にわたって入念にデザインされた動機が結合することによって、プライマリ・ヘルス・ケア・サービスに必要な保健資源を管理すること、そしてそれらが供給する、人びとのニードに合致したサービスとケアの分配を保証することが可能になるであろう。同様に病院資源については、第二次・三次ケアの資源が、人びとのニードに応じて地域全体のシステムの中に配分されることにより、システムを形づくる必要がある場合は、いつでも、徐々に調整し直すべきである。

28. プライマリ・ヘルス・ケアの内容

> 1990年までにはすべての加盟国のプライマリ・ヘルス・ケア・システムは、人びとの基本的はヘルス・ニーズに対処し、ハイリスクな、傷つきやすい、そして労働上不利な立場にある個人と集団に特別の配慮をするために、健康の増進から治療、リハビリ、そして支援的サービスという広範囲にわたるサービスを供給すべきである。

プライマリ・ヘルス・ケア・システムが供給すべき広範囲のサービスについての説明書に基づいた明確な政策によって、ほとんどの予防・診断・治療や看護のサービスは、病院外や他の施設によっても提供可能であるという原則に基づいた、プライマリ・ヘルス・ケアの内容が確立されるであろう。保健職のための基本的・継続的教育プログラムは、この開発に対する保健職の活発な支援を確実にするために、修正されるべきである。また、計画、参照そして誘因のシステムは、保健職がこれらの政策を支援することを保証するために見直されるべきである。

29. プライマリ・ヘルス・ケアの提供者

> 1990年までにすべての加盟国において、プライマリ・ヘルス・ケア・システムは、保健職、個人、家族、そしてコミュニティのグループ間の協力やチームワークに基づいていなければならない。

　保健職間のチームワークと同様に、ヘルス・サービスを提供する人と受ける人のあいだのチームワークは、3つの領域の活動により達せられるであろう。まず国は、カテゴリーの異なる保健職と社会（福祉）職がヘルス・ケアの中で担うべき役割を、明確に定義する政策をもつべきである。つぎに、保健職のための基本的・専門的かつ継続的な教育プログラムは、他の保健従事者や個人、家族、そして地域との協力のための見識や動機づけ、そして技術を彼らにあたえるべきである。最後に、健康教育のプログラムは、保健の専門家に期待されているサービスの現実像を与え、素人のケア技術の開発に助力を与えるべきである。

30. プライマリ・ヘルス・ケアのための地域資源の調整

> 1990年までにすべての加盟国は、健康に関係したすべての分野により提供されたサービスを、プライマリ・ヘルス・ケア・システムのコミュニティレベルで調整することのできる機構を持つべきである。

政府や社会の健康部門や他の部門、そしてコミュニティは、健康活動のために協力すべきであり、この方向での特別な注意や変化、そして努力の調整が必要な事柄を決定するというプライマリ・ヘルス・ケア部門の責任を認識すべきである。さらに、健康評議会のような永続的な構造が、各地方のコミュニティにおいて確立されるべきである。その永続的な構造の中で、コミュニティ、健康や他の部門の代表者が共に地方の保健計画を分析することができ、また、各部門がコミュニティの健康を改善することに対していかに寄与すべきかを決定することができるのである。このような機構は、各加盟国の国情に照らして、当然開発されるべきである。

31. サービスの質の保証

> 1990年までにすべての加盟国は、ヘルス・ケア・システムの中に、患者ケアの質を保証するための効果的な機構を組み立てるべきである。

内容と同様に、ケアの質はたいへん重要である。患者に与えられるケアの質の系統的な監視のための方法や手順を確立することにより、また保健職の日常活動のある一つの永続的部分を評価・規定することによって、そして質的に保証されたトレーニングを積んだ保健職を提供することによって、ケアの質を保証することができるのである。

III
健康開発のための支援
(到達目標32〜38)

32. 研究と「すべての人びとに健康を」
33. 「すべての人びとに健康を」の政策
34. 計画の管理と資源の分配
35. 健康情報システム
36. 「すべての人びとに健康を」のための保健職の計画、教育と活用
37. 「すべての人びとに健康を」を支援するための他の分野における職員の教育
38. 保健技術の評価

Ⅲ　健康支援のための支援

　到達目標の第三グループは、第二グループの変革のために必要な支援を包含しており、1990年までに達成すべきものである。目標32～38は、研究の戦略と「すべての人びとに健康を」の地域戦略を実行に移すために必要な法律、設備、そして職員の支援に関心をおいている。

32. 研究と「すべての人びとに健康を」

> 1990年までにすべての加盟国は、「すべての人びとに健康を」の開発を支援するために必要な知識の拡大と適用を改善する調査を活気づけるために、研究戦略を明確に組織化すべきである。

「すべての人びとに健康を」を確実にするために必要な情報は不十分である。もし加盟国が健康政策と計画の開発における、新しい知識の利用を保証するための機構を確立するならば、そして「すべての人びとに健康を」の戦略を支援するために必要な知識のギャップを確認し、それを充たすための研究の優先順位を設定するならば、研究は必要な知識を供給することができる。また、「すべての人びとに健康を」の研究を計画・調整していく中で、健康に関連したすべてのアカデミックな学問、および健康政策決定者と同様にヘルスサービスの供給者と需要者について、バランスのとれた説明がなされなければならない。また、研究団体は、「すべての人びとに健康を」の開発に対し活発に貢献すべきである。最後に、健康に関連した分野間の研究は活気づけられるべきであり、必要とされている研究のために、つまり彼らが価値を置いているが受け入れられていない主題に優先権を与えるために、十分な資源が配分されるべきである。

33.「すべての人びとに健康を」の政策

> 1990年までにすべての加盟国は、健康政策と戦略が「すべての人びとに健康を」の原理に沿うように、そして法律と規制が社会のすべての分野において効果的に実施されるように保証すべきである。

　もし各国が「すべての人びとに健康を」の地域戦略と到達目標に鑑みて、健康政策と保健法を組織的に再吟味し、「すべての人びとに健康を」の戦略と目標を開発するならば、そしてそれに応じて保健法を改め、あるいは拡大するならば、「すべての人びとに健康を」の国家政策と戦略は組織化されるであろう。国の法律的、政治的そして構造的条件は考慮されねばならない。そして非政府グループと公衆の協力もまた必要である。

34. 計画の管理と資源の分配

> 1990年までにすべての加盟国は、「すべての人びとに健康を」の達成に合致した健康開発のために、そのプロセスを管理すべきである。そのプロセスには、コミュニティと健康に関連したすべての分野が積極的に含まれており、それゆえ、健康開発の優先順位のための資源の優先的配分が保証されている。

ヘルス・ケア・サービスのスムーズな機能と同様に、健康開発（あるいは「すべての人びとに健康を」への進歩）のための管理のプロセスは、各加盟国の特殊な法律的、政治的、そして構造的な特質を考慮して、「すべての人びとに健康を」の活動の組織的な計画、監視、そして評価を包含すべきである。

35. 健康情報システム

> 1990年までにすべての加盟国は、「すべての人びとに健康を」という国家的な戦略を支援するに足る健康情報システムをもつべきである。

健康情報システムは、健康開発やサービスの計画、監視、評価を支援するための有用な情報を提供すべきである。また、「すべての人びとに健康を」に向かう国家的、地域的、そして地球規模的進歩を評価し、適切な科学的情報を広めることを支援すべきである。国際的協力や情報交換には、地域戦略の進歩を監視し、評価するための最小の共通指標に関して、加盟国間の同意が必要である。最後に、公衆が健康情報に、一層接しやすくすべきである。

36. 「すべての人びとに健康を」のための保健職の計画、教育と活用

> 1990年までにすべての加盟国において、プライマリ・ヘルス・ケアのアプローチを強調した保健職員の計画、訓練と活用を、「すべての人びとの健康を」の政策に合致すべきである。

　もしすべての国が、「すべての人びとに健康を」の政策を実行するうえで必要となるさまざまな職種の保健職の要求を分析し、保健職に関する適切な政策を採用し、そして必要な職員数とその各職種のために必要な教育条件を決定するならば、この目標は達成されるであろう。

37.「すべての人びとに健康を」を支援するための
　　他の分野における職員の教育

> 1990年までにすべての加盟国において、その地域の「すべての人びとに健康を」の国家政策や計画、そして彼ら自身の分野への応用に関する適切な情報を含めて、健康に関連した分野の職員への教育がなされるべきである。

　「すべての人びとに健康を」の戦略は、保健以外の分野の活動に強く依存している。もし公共政策が、健康保持は健康以外の分野にとっても重要な関心事であると強調するならば、そしてもし健康分野以外の人びとに対する訓練の計画が「すべての人びとに健康を」の諸活動を積極的に支持する理由を強調するならば、健康に関連した分野で働いている人びとは、「すべての人びとに健康を」の政策と計画を支持するであろう。

38. 保健技術の評価

　1990年までにすべての加盟国は、国家的な健康政策や経済状態と同様に、保健技術が適切に活用されているか、またその効果、能力、安全性と受容性を組織的に評価するための公的な機構を確立すべきである。

　もし、政府がその国の特徴にみあった方法で、遂行する保健分野でのすべての技術（薬、装置、手続きやシステム）と、その技術の健康分野への応用の系統的で、かつ総合的な評価に関する明確な政策を採用するならば、そしてもし、国際機関がこの問題に関する情報交換について考察するならば、保健技術は適切に用いられるに違いない。

結　論

　「2000年までにすべての人びとに健康を」は大きな夢である。そしてWHOヨーロッパ地域のすべての加盟国は、それを実現するために、個人的にも、全体的にも活動することに同意した。ヨーロッパ地域の到達目標は、実行と努力が要求されている活動のための枠組を供給している。38の到達目標の中で概説されている地域の健康政策は、少なくとも異なる5つのグループのコミットメントがなくては達成することはできない。各グループは、特殊なそして重要な責任をもっている。

　まず、第一グループは、"人びと"である。
　人びとは「すべての人びとに健康を」の権利と責任をもっている。彼らは、健康になるための機会均等の権利、ヘルス・ケアの権利、そしてヘルス・ケアや健康情報を得る権利をもっている。彼らはまた、巻き込まれる権利、彼ら自身の権利を知る権利、健康のための必須条件、すなわち健康的な環境、健康的なライフスタイル、そして彼らのニーズに応えるヘルス・ケア・システムの保証に基づいて行動する権利をもっている。
　「すべての人びとに健康を」に関するパートナーとして、人びとはまた、個人、家族、集団、そしてコミュニティのメンバーとして健康を開発し、維持するために何ができるのかを発見する責任をもっている。また、彼らのニーズを定義すること、そのニーズを表明する機会を得ること、自分たちを満足させるために、いかに、いつヘルス・ケアを利用するかについて学ばねばならない。彼らの実際の選択は、物理的、経済的、文化的、そして社会的環境によって厳

しく制限されるかもしれないが、人びとは生活の中での健康の価値について彼ら自身で最終的な決定を下すであろう。「すべての人びとに健康を」は、人びとのための、人びとと共に、そして人びとによるムーブメントである。

　第二のグループは、"保健当局"である。
　「すべての人びとに健康を」に到達するために必要な活動における最も重要な責任は、単独であれ、共同であれ、加盟国にかかっている。保健省や保健当局は、「すべての人びとに健康を」のムーブメントのために政府の十分なコミットメントを保証するための特殊な責任を分かちあっている。保健当局はまた、最優先事項として健康を採用するために、関連したすべての公的分野を勇気づけるべきである。そして、公的、専門的、そしてコミュニティ・グループの支援を動員するために、「すべての人びとに健康を」についての幅広い討論を活気づけるべきである。
　保健当局はまた、それらがまだ存在しないところで「すべての人びとに健康を」の戦略の開発を先導しなければならない。そのためには、地域全体にわたる健康優先を容易に決定するための健康情報システムの開発、あるいは一層の強化に沿って健康を開発するための、力強い管理的なプロセスが要求されるかもしれない。保健当局は、重大な危機に直面している社会経済、人口学グループと同様に、環境的・行動的健康リスクに関する適切な情報を得る特有の方法を開発すべきである。さらに、「すべての人びとに健康を」の国家戦略の実施が、法律や資源によって十分支援されることを保証すべきである。最後に保健当局は、公衆が健康のために、ライフスタイルと環境の関連性やヘルス・ケア問題についてのよりよい知識をもつことを保証するという特別の義務をもっている。それによって個人、グループそしてコミュニティが「すべての人びとに健康を」の開発に参加することができるのである。

　第三グループは、"健康の専門家"である。

健康の専門家もまた特別な責任をもっている。政治家や一般的な公衆についての彼らの専門的知識や影響力は、支援の動員や変革を起こすことに関して重要な力をもつかもしれない。

　全体的には、健康の専門家は、健康問題の伝統的な枠組を、心理的、社会的、経済的そして環境的決定要因を含むものに広げるべきである。彼らがもし健康を改善しようとするならば、関係する分野の専門家と密接に仕事をし、これらの決定要因に関する重要な活動を強調すべきである。健康の専門家はまた、これらの決定要因を一般の人びと、政治家、そして保健当局に公表すべきである。個人的には、保健職は、ヘルスプロモーション、病気の予防、ケアそしてリハビリテーションに対して、より高い優先順位を与えるべきである。彼らは、家族やコミュニティにおける多くの個人的な健康問題に対する、潜在的資源や健康問題解決法を捜し出すことによって、よりホリスティックな視点から捉えようと試みるべきである。

　ヘルス・ケアの質もまた、集団であれ、個人であれ、健康の専門家に依存している。最後に、健康の専門家は、健康問題の理解をより深くするため、そしてそれらを解決する、より効果的な方法を発見するために必要とされる研究を計画し、実行すべきである。

　第四グループは、"健康以外の分野"である。

　健康以外の分野（非行政組織を含む）は、健康に関する彼らの活動の影響を認め、健康に利益をもたらす方法で目標を達成しようと試みる「すべての人びとに健康を」のムーブメントに関して、新たなかつ重要な責任がある。

　雇用者と労働組合は、安全で良好な職場に改善するためになすべきことが多くある。産業経営者には、彼らの生産物が健康に対して危険でないと保証する責任がある。マス・メディアには、それが健康に価するという適正範囲を与える義務、できるだけ可能な限り客観的に公衆に知らせる義務、そして社会的に活動的で満足のいく生活概念から健康を阻害する行動を引き離す義務がある。

大学は「すべての人びとに健康を」の仕事を保健職に用意するために、彼らの訓練を再吟味すべきである。健康以外の分野で働いている人びとの訓練もまた、将来健康へとつながる仕事の意味により関心づけるようにすべきである。大学や研究所は、「すべての人びとに健康を」の国家戦略を実行するために必要な知識を得ることを最優先すべきである。

　第五グループは、"国際機関"である。
　国際連合、特にWHOと他の国際機関は、原因が国境を越えて広がっている主要な健康問題において、諸国間の協力を保証するという重要な役割をもっている。

　加盟国には、WHOヨーロッパ地域委員会が各国に「すべての人びとに健康を」の挑戦に着手するように活気づけることができることを保証するという全体的な責任がある。そして地域委員会には、「すべての人びとに健康を」の地域政策を開発する責任と、その実施の効果を定期的に監視し、評価する責任がある。地域委員会はまた、WHOヨーロッパ地域事務局の仕事と資源が「すべての人びとに健康を」の戦略の開発と実施を十分に支援することを保障しなければならない。
　ヨーロッパ地域は、「すべての人びとに健康を」を達成するために必要な人材、知識と資源をもっている。健康問題に関してこれらの力をより効果的に利用する意志が、最も重大なニーズとして残されている。「すべての人びとに健康を」の地域政策に対する彼ら自身のコミットメントによって、そしてそれらを得るために明確な目標を設定することによって、ヨーロッパ地域の加盟国は、各国間のよりよい理解を育てることができ、また未来に対して価値ある遺産を残すことができるのである。

〈参考文献〉

1) *Targets for health for all.* Copenhagen, WHO Regional Office for Europe, 1985. Sw. fr. 20.
2) O' Neill, P.D. *Health crisis 2000.* London, Heinemann, 1982. £4.95.
3) *Alma-Ata 1978 : primary health care.* Report of the International Conference on Primary Health Care. Geneva, World Health Organization, 1978 ("Health for All" Series, No.1). Sw. fr. 5.

あとがき

　この書物は、"Targets for health for all" の要約版としてWHOヨーロッパ地域事務局によって出版された "Health for All the shortened version of the Target Book" の翻訳本である。
　"Targets for health for all" の「はしがき」は、WHO事務総長のH.マーラーによって書かれている。その中でマーラーは、この「2000年までにすべての人びとに健康を」のスタートは、1985年に退職された前WHOヨーロッパ地域事務局長のL.カプリオにあると指摘している。
　思えば、1978年の「プライマリ・ヘルス・ケアに関するアルマ・アタ宣言」の立役者は、このL.カプリオであった。そして、この "Targets for health for all" はL.カプリオに始まり、H.マーラーの支援によって完結したものである。いずれにしても、新しい世界の健康戦略はヨーロッパを中心舞台として開始されていることは、この事実からも疑う余地がない。彼らの公正な健康を求め続ける誠実さと、それを獲得しようとするひたむきな姿勢にただ敬服するのみで

ある。

　ともあれ、われわれ日本人が、このWHOヨーロッパ地域事務局の作成した「すべての人びとに健康を」を達成するためのヨーロッパにおける38の到達目標を理解することは、たいへん意義のあることである、と同時に必要不可欠であると思われる。

　ここで、1986年にWHOによって提唱された「ヘルスプロモーションに関するオタワ憲章」と「すべての人びとに健康を」との関係について言及しておきたい。

　なぜなら、「オタワ憲章」は、この38の到達目標の中の「健康を導くライフスタイル」に関わる13〜17の目標と「健康的な環境」に関わる18〜25の目標が密接に関連しているからである。さらに言えば、この目標について議論しあった結果が「ヘルスプロモーションに関するオタワ憲章」として結実したと言っても過言ではないからである。

　また、私事であるが、つぎの事実を記しておきたい。実は、この書物のことを1986年にデンマークのコペンハーゲン大学の社会医学研究所に客員研究員として留学していた時に知った。翻訳したい思いにかられ、WHOヨーロッパ地域事務局に問い合わせたところ、版権を恩師の山本幹夫先生がとっておられることを知った。その時、「先生の世界の動きに対する相変わらずの敏感さに敬服したこと」を今でも記憶している。あれからもう4年過ぎてしまったが、思いがけない先生からのご依頼で一緒にこの翻訳書を出版することになった。感慨無量の出来事である。この場をお借りして、先生にお礼を申し上げたい。最後に、この翻訳書が契機となって「すべての人びとに健康を」の輪が、日本の津々浦々に広まっていくことを訳者一同と共に心から願うものである。

　　平成2年8月31日

　　　　　　　　　　　　　　　　　　　　　　　編訳者　　島内憲夫

訳者一覧

監訳　山本　幹夫（帝京大学客員教授）
編訳　島内　憲夫（順天堂大学講師）

共訳者

吉田　由美（千葉県立衛生短期大学）
佐々木明子（埼玉県立衛生短期大学）
永田久美子（財団法人　東京都老人総合研究所）
斉藤　恭平（学校法人　平和学院　平和学院衛生福祉専門学校）
小野田　薫（財団法人　東京顕微鏡院総合企画室）
鍋島由美子（順天堂大学研究生）
市村久美子（順天堂大学大学院）

第 **2** 部

21世紀の健康戦略シリーズ2

ヘルスプロモーション
～WHO：オタワ憲章～

島内憲夫
[訳]

OTTAWA CHARTER FOR HEALTH PRPMOTION
by WHO Regional Office for Europe
© 1986 by WHO Regional Office for Europe

The translation of this book is made by
permission WHO Regional Office for Europe,
Copenhagen

訳者のことば

　1986年11月21日、WHOは、カナダのオタワにおいて「ヘルスプロモーションに関するオタワ憲章」を提唱した。これは、「健康のルネサンス」と呼ぶにふさわしい歴史的なできごとであった。ルネサンスとは、本来「再生」または「復興」を意味することばであるが、周知のように中世ヨーロッパに起こったギリシャ・ローマ文化への「復興」をめざす運動のことでもある。しかし、それは、はるかな昔に帰ろうとする回顧的運動ではなかった。古典の真の姿の中から新しい人間に対する見方、考え方をみいだそうとする革命的、かつ積極的な運動だったのである。

　WHOの歴史を振り返ってみれば、1946年、ニューヨークで開催された国際会議が「世界保健機関憲章」を採択し、その前文において「健康の定義」をうたったのが世界の人びとの健康運動の端緒であった。「健康とは、身体的・精神的および社会的に完全に良好な状態であって、単に病気や虚弱でないだけではない。」各国の保健医療従事者は、このWHOの「健康の定義」を精神的支柱として、今日まで国内はもとより世界中の人びとの健康を守り高めようと努力を重ねてきた。

　1978年にはソ連のアルマ・アタで、発展途上国向けの健康創造の戦略として「プライマリ・ヘルス・ケア（PHC）に関するアルマ・アタ宣言」が提唱されたことは記憶に新しい。1986年のヘルスプロモーションは、先進国向けのものである。われわれは、この新しい健康創造の戦略であるヘルスプロモーションを真摯に受けとめなければならない。

　オタワ憲章は、「ヘルスプロモーションとは、人びとが自らの健康をコント

ロールし、改善することができるようにするプロセスである」と定義している。いいかえれば、ヘルスプロモーションは、個人とコミュニティが健康の決定要素をコントロールすることを増大させ、それによって健康を改善することを可能にするプロセスである。それは、健康状態を変化させるための基礎的なニードの充足はもとより、生活の質（QOL）までも高めようとする人びとのために統一された新しい概念である。そしてそれはまた健康な未来を創造するために、人びとと環境とのあいだを調整する戦略や個人の健康的選択を、社会的責任に統合させる戦略をもっている。

このようにヘルスプロモーションは、一方ではライフスタイルに直結した健康に対する生活戦略であり、他方では政策に直結した政治戦略なのである。それゆえにヘルスプロモーションは個人の技術開発ばかりではなく、健康的な環境づくりがとくに重要である。

また確認しておかなければならないことは、ヘルスプロモーションの究極目標は、すべての人びとがあらゆる生活舞台――学習、労働、余暇、そして愛の場――で健康を享受することのできる公正な社会の創造にあるということである、なぜならば、健康の享受はすべての人びとの権利だからである。

想えば1986年6月から12月までデンマークのコペンハーゲン大学の社会医学研究所に客員研究員として留学していたとき、カナダのオタワでこの「憲章」が提唱されたのであるが、以来早いものですでに4年の歳月が流れている。この「憲章」をきっかけにして、私は「ヘルスプロモーション」の考え方を活字の力により、より広くみなさんに読んでいただきたいと考えた。しかし、現在のところ私の非力のため、日本ではまだ十分な定着はみられない。というよりも日本は、まだ1978年の「プライマリ・ヘルス・ケアに関するアルマ・アタ宣言」の考え方の理解とその実践に大きな力を注いでいるからであろう。私は、主張したい。ヘルスプロモーションは、決してプライマリ・ヘルス・ケアを否定するものではなく、プライマリ・ヘルス・ケアを基礎としつつそれを超えたグローバルなパラダイムを備えた、まったく新しい概念、アンブレラであると。

オタワ憲章の提唱から4年も過ぎたいま、訳者として出版することは、決してタイムリーではないと思う。しかし、21世紀の日本の国民の健康を想うとき、この訳書の出版は必要不可欠であると確信している。

　なお、本書の翻訳については、十分慎重を期したつもりであるが、思わぬ誤訳があるかもしれない。その点については、諸氏のご指摘をお願いする次第である。

　オタワ憲章（1986年11月21日）との出会いは、運命的である。なぜなら、このオタワ憲章が提唱される1986年に一年間の海外留学の機会が母校順天堂大学から与えられたからである。

　つぎに、この機会が実のあるものになったのは伊東敬文氏（コペンハーゲン大学医学部社会医学研究所主任研究員）のお陰である。その理由は、このオタワ憲章を中心的に進めてこられたイローナ・キックブッシュ博士（WHOヨーロッパ地域事務局）をはじめ、関係の方がたとの出会いの機会を彼がつくってくれたことで、オタワ憲章の翻訳権をWHOヨーロッパ地域事務局より私が取得することになったからである。

　さらに今回（1990年6月14、15日）、ふたたび順天堂大学体育学部の将来構想推進のための海外視察で英国のウェールズ医科大学のヘルスプロモーション研究所のスタッフと出会えたことは、意義深いものであるとともに何か運命的なものを感じる。なぜに、私が日本人として最初にヨーロッパのヘルスプロモーション・ムーブメントを展開している中心人物にであったであろうか、自分自身、答えに窮するところである。

　今にして想えば、WHOとの出会いは1974年の歯科医療に関する国際比較研究（研究代表、東京医科歯科大学教授故大西正男先生）に始まる。この研究を通じて私は、WHOの世界的な活動に目を向けることになった。

　このような意味合いから、オタワ憲章との運命の出会いをつくってくださった関係各位に対し、心から謝意を表したい。

　最後に、この訳書の出版を心よくお引き受けくださった垣内出版の垣内健一

社長に心から感謝申し上げる次第である。垣内氏の支援がなければ、この訳書は世に出ることができなかったからである。

平成2年8月3日

真夏のさくらキャンパスにて

訳者　島内憲夫

I
ヘルスプロモーションに関するオタワ憲章
（訳文）

1．序

　第1回ヘルスプロモーション国際会議は、1986年11月21日オタワに会し、「2000年までに」、そしてそれ以降も「すべての人びとに健康を」を達成するための活動に寄与すべく、この憲章を提出する。

　この会議は、世界的に膨らみつつある新しい公衆衛生運動への期待に答えるための初めての応答であった。討議は、先進諸国のニーズに焦点がおかれたが、他のすべての地域における同様の関心を考慮した。それは、アルマ・アタでのプライマリ・ヘルス・ケアに関する宣言、「すべての人びとに健康を」のためのWHOの到達目標に関する文書、「健康のための部門をこえた活動」に関するWHO総会における最近の討議を通じてなされた進歩の上に築かれたものである。

2．ヘルスプロモーション

　ヘルスプロモーションとは、人びとが自らの健康をコントロールし、改善することができるようにするプロセスである。身体的、精神的、社会的に完全に

良好な状態に到達するためには、個人や集団が望みを確認・実現し、ニーズを満たし、環境を改善し、環境に対処（cope）することができなければならない。それゆえ健康は、生きる目的ではなく、毎日の生活の資源である。健康は、身体的な能力であると同時に、社会的・個人的資源であることを強調する積極的な概念なのである。それゆえヘルスプロモーションは、保健部門だけの責任にとどまらず、健康的なライフスタイルをこえて、well-beingにもかかわるのである。

(1) 健康のための前提条件

健康のための基本的な条件と資源は、平和、住居、教育、食物、収入、安定した生態系、生存のための諸資源、社会的正義と公正である。健康の改善には、これらの基本的な前提条件の安定した基盤が必要である。

(2) 唱道（advocate）

健康は、社会、経済、および個人の発展のための重要な資源であり、生活の質の重要な要素である。政治的、経済的、社会的、文化的、環境的、行動科学的、生物学的な諸要因は、すべて健康を促進させ、また阻害しうる。ヘルスプロモーション活動は、唱道によって、これらの条件を健康にとって望ましいものへと、つくり替えていくことを目指している。

(3) 能力の付与（enable）

ヘルスプロモーションは、健康における公正に焦点を当てている。ヘルスプロモーション活動は、現在の健康状態の差異を減少させること、すべての人びとが自らの健康の潜在能力を十分に発揮できるような能力を付与するための平等な機会と、資源を確保することを目的としている。これは、支援的な環境、情報への接近、健康な選択をするための生活技術と機会の基盤を包含している。もし人びとが、自らの健康を決定するこれらの要因をコントロールできなけれ

ば、人びとは自らの健康の潜在能力を十分に発揮することができないであろう。この原則は、女性にも男性にもあてはめられなければならない。

(4) 調停 (mediate)

健康のための前提条件と展望は保健部門だけで確保されるものではない。より重要なことは、ヘルスプロモーションでは、すべての関係部門、すなわち政府、保健および社会的・経済的部門、行政以外の組織やボランティア組織、地方自治体、産業、そしてメディア活動を調整することが要求される、ということである。どのような地位にある人びとであれ、個人、家族や地域社会の一員として含まれているのである。専門家、社会的グループ、および保健従事者には、健康を追求するために、社会における種々の関心を調整する (mediate) 主たる責任がある。

ヘルスプロモーションの戦略と計画は、社会的、文化的、そして経済的システムの相違を考慮し、地域的ニーズや、それぞれの国と地方の可能性に適応させなければならない。

3. ヘルスプロモーション活動の方法

(1) 健康的な公共政策づくり

ヘルスプロモーションは、ヘルス・ケアの範囲をこえている。すべての部門、すべてのレベルの政策決定者のアジェンダの中に健康という視点を追加することによって、政策決定者に、自らの決定が健康に影響与えることを気づかせ、健康に対する責任を認めさせるよう、方向づけるのである。

ヘルスプロモーションの政策は、立法、財政、税制、組織改変などの、さまざまであるが相互に補完的なアプローチを、結び合わせる。それは、より大い

なる公正をはぐくむ保健、経済と社会政策をもたらす、よく調整された活動である。このような活動によって、より安全で健康的な商品とサービス、より健康的な公的サービス、そしてより清潔で快適な環境を確保することができるのである。

ヘルスプロモーションの政策は、保健以外の部門において、健康的な公共政策を採用する際に生じる障害と、それらを取り除く方法をはっきりさせなければならない。それは、政策決定者にとって、「健康的な選択が容易なものである」ようにするためでもある。

(2) 健康を支援する環境づくり

われわれの社会は、複雑で相互に関連している。健康は、その他の目的から分離することはできない。人と環境のあいだの複雑な関係は、健康への社会生態学的アプローチの基盤をなしている。世界にも国にも地域にも、そしてコミュニティにもあてはまる包括的な原則は、相互に維持しあうこと、すなわちわれわれのコミュニティと自然環境がそれぞれを大切にしあうことである。自然資源の保全は、地球規模の責任であることが強調されなければならない。

生活、労働、そして余暇のパターンの変化は、健康に重大な影響を与える。労働と余暇は、人びとにとって健康の一つの資源となるべきである。社会は、労働を組織化することによって、健康な社会の創造を促進させるべきである。ヘルスプロモーションは、安全で飽くことのない、楽しく満足できる、生活と労働の条件をつくりだすのである。

急速な環境の変化が健康に与える影響の体系的なアセスメント——とくにテクノロジー、労働、エネルギー生産、そして都市化について——は必須であり、公衆の健康のためになるようにするための活動によってフォローされなければならない。自然的・人口的影響の保護や、自然資源の保存は、いかなるヘルスプロモーションの戦略においても強調されなければならない。

(3) 地域活動の強化

　ヘルスプロモーションは、優先順位を決め、意思決定をし、戦略を計画し実行するという、よりよい健康を達成させるための具体的で効果的なコミュニティ活動を通じて、効果を発揮する。このプロセスの核心は、コミュニティへの権限の付与、すなわちコミュニティ自身の努力と運命を、コミュニティの手中とコントロールのもとにおくことである。

　コミュニティを発展させるには、自助および社会的支援を強化し、健康問題への市民の参加とその指導を強化する柔軟なシステムを開発しなければならないが、そのためには、コミュニティに現存する人的・物的資源がたよりである。そして、健康に関する情報や学習の機会が、資金的援助とともに、十分かつ持続的に得られることが必要である。

(4) 個人技術の開発

　ヘルスプロモーションは、健康のための情報や教育を提供し、生活技術を高めることを通じて、個人、ならびに社会の発展を支援する。それによって、人びとが自分の健康や環境をよりよくコントロールし、健康のためになるような選択をする機会を増やすことができるのである。

　人びとが生活を通じて学び、ライフサイクルのすべてのステージのために自ら備えをなし、慢性疾患や傷病に対処（cope）していけることが本質的に重要である。これは学校、職場、およびコミュニティの場で進められなければならない。そして活動は、教育者、専門家、産業、ボランティアを通じて、また公的機関自体のなかでも、進められなければならない。

(5) ヘルスサービスの方向転換

　個人、コミュニティ・グループ、保健の専門家、保健・医療機関と政府が、ヘルスサービスのなかでのヘルスプロモーションの責任を、分かちもっている。彼らは、健康を追求するためのヘルス・ケア・システムに向かって、ともに働

かなければならない。

　保健部門の役割は、臨床的、治療的サービスを提供するという責任をこえて、ヘルスプロモーションの方向へますます移行しなければならない。ヘルスサービスは文化的なニーズに敏感であり、かつより広い使命につかなければならない。この使命は、健康な生活のために個人やコミュニティのニーズを支援し、保健部門と他の社会的、政治的、経済的、そして物理的環境の構成する部門との間のチャンネルを開いていくことを支援することである。

　ヘルスサービスの方向転換には、専門教育や訓練と同様に、研究に対する強い関心も必要である。これによって、ヘルスサービスの態度や組織は、全人格的存在としての個人のトータルニーズに焦点をおき直したものへと変革されていくにちがいない。

4. 未来への胎動

　健康は、人びとのあらゆる生活舞台、すなわち、学び、働き、遊び、そして愛するところで、人びとによって創造され生かされている。健康は、自分自身や他者のケアによって、自らの生活環境を決定し管理することによって、そして社会のすべてのメンバーに健康の達成を許すような創造的な状態のなかでの生活を社会が保障することによって、創造されているのである。

　ケア、ホリズム、そして生態学は、ヘルスプロモーションのための戦略を開発するうえで、必須の諸問題である。それゆえ、これらの問題はヘルスプロモーション活動の計画、実施そして評価のあらゆる局面において、指導的原理をもつべきであり、かつそれらの問題に対して、男女が対等のパートナーとなるべきである。

(1) ヘルスプロモーションのための公約

この会議の参加者は誓う。

- 健康的な公共政策へと舞台を移すこと、そしてすべての部門において、健康と平等のための明確な政治的コミットメントを唱道すること。
- 有害な生産物、資源枯渇、不健全な生活状態と環境、そして栄養不良の圧力に抵抗すること。環境汚染、職業上の危険、住居やセツルメントなどの公衆衛生上の諸問題に関心の焦点をおくこと。
- 社会内部、また社会間の健康のギャップに対応すること。そしてこれらの社会の規則と実践によって産出された健康の不平等に取組むこと。
- 人びとを主要な健康資源として認めること。財政的、またその他の方法によって、人びとが、かれら自身、かれらの家族そして友人の健康を保つことができるように支援するとともに、それを可能にすること。そして、健康、生活状態そしてwell-beingに関する必須の発言権を有するものとして、コミュニティを受容すること。
- ヘルスプロモーションに向かって、ヘルスサービスとその資源の方向転換をすること。その他の部門、その他の学問領域、そして最も重要なことは、人びと自身が力を分かちあうこと。
- 健康とその維持は、主要な社会的投資と挑戦であると認識すること。そして、生活上のすべての生態学的問題に問いかけること。

会議は、力強い公衆衛生同盟のために、かれらのコミットメントの中にこれらの公約を結びつけることに関係したすべてを促進する。

(2) 国際的活動の要求

会議は、WHOと他の国際組織機関に対し、すべての適切なフォーラムにおいてヘルスプロモーションを唱道すること、そしてヘルスプロモーションの戦略や計画を設定する国々を支援することを、要求する。

会議は、つぎのことを堅く確信する。もしすべての地位にある人びと、すな

わち非行政的、ボランティア、行政、WHO、そして他のすべての関係団体が、この憲章の基礎をかたちづくっているモラルや社会的価値にしたがって、ヘルスプロモーションのための戦略を紹介することに力を結集するならば、「2000年までにすべての人びとに健康を」が現実のものとなるであろうということを。

II
ヘルスプロモーションに関するオタワ憲章
（原文）

Charter

The first International Conference on health Promotion, meeting in Ottawa this 21st day of No ember 1986, hereby presents this CHARTER for action to achie e health for All by the year 2000 and beyond.

This conference was primarily a response to growing expectations for a new public health mo ement around the world. Discussions focused on the needs in industrialized countries, but took into account similar concerns in all other regions. It built on the progress made through the Declaration on Primary Health Care at Alma Ata, the World Health Organization's Targets for Health for All document, and the recent debate at the World Health Assembly on intersectoral action for health.

HEALTH PROMOTION

Health promotion is the process of enabling people to increase control over, and to improve, their health. To reach a state of complete physical, mental and social well-being, an individual or group must be able to identify and to realize aspirations, to satisfy needs, and to change or cope with the environment. Health is, therefore, seen as a resource for everyday life, not the objective of living. Health is a positive concept emphasizing social and personal resources, as well as physical capacities. Therefore, health promotion is not just the responsibility of the health sector, but goes beyond healthy life-styles to well-being.

PREREQUISITES FOR HEALTH

The fundamental conditions and resources for health are peace, shelter, education, food, income, a stable eco-system, sustainable resources, social justice and equity. Improvement in health requires a secure foundation in these basic prerequisites.

ADVOCATE

Good health is a major resource for social, economic and personal development and an important dimension of quality of life. Political, economic, social, cultural, environmental, behavioural and biological factors can all favour health or be harmful to it. Health promotion action aims at making these conditions favourable through **advocacy** for health.

ENABLE

Health promotion focuses on achieving equity in health. Health promotion action aims at reducing differences in current health status and ensuring equal opportunities and resources to **enable** all people to achieve their fullest health potential. This includes a secure foundation in a supportive environment, access to information, life skills and opportunities for making healthy choices. People cannot achieve their fullest health potential unless they are able to take control of those things which determine their health. This must apply equally to women and men.

MEDIATE

The prerequisites and prospects for health cannot be ensured by the health sector alone. More importantly, health promotion demands coordinated action by all concerned: by governments, by health and other social and economic sectors, by non-governmental and voluntary organizations, by local authorities, by industry and by the media. People in all walks of life are involved as individuals, families and communities. Professional and social groups and health personnel have a major responsibility to **mediate** between differing interests in society for the pursuit of health.

Health promotion strategies and programmes should be adapted to the local needs and possibilities of individual countries and regions to take into account differing social, cultural and economic systems.

HEALTH PROMOTION ACTION MEANS:

BUILD HEALTHY PUBLIC POLICY

Health promotion goes beyond health care. It puts health on the agenda of policy makers in all sectors and at all levels, directing them to be aware of the health consequences of their decisions and to accept their responsibilities for health.

Health promotion policy combines diverse but complementary approaches including legislation, fiscal measures, taxation and organizational change. It is coordinated action that leads to health, income and social policies that foster greater equity. Joint action contributes to ensuring safer and healthier goods and services, healthier public services, and cleaner, more enjoyable environments.

Health promotion policy requires the identification of obstacles to the adoption of healthy public policies in non-health sectors, and ways of removing them. The aim must be to make the healthier choice the easier choice for policy makers as well.

CREATE SUPPORTIVE ENVIRONMENTS

Our societies are complex and interrelated. Health cannot be separated from other goals. The inextricable links between people and their environment constitutes the basis for a socio-ecological approach to health. The overall guiding principle for the world, nations, regions and communities alike, is the need to encourage reciprocal maintenance—to take care of each other, our communities and our natural environment. The conservation of natural resources throughout the world should be emphasized as a global responsibility.

Changing patterns of life, work and leisure have a significant impact on health. Work and leisure should be a source of health for people. The way society organizes work should help create a healthy society. Health promotion generates living and working conditions that are safe, stimulating, satisfying and enjoyable.

Systematic assessment of the health impact of a rapidly changing environment —particularly in areas of technology, work, energy production and urbanization —is essential and must be followed by action to ensure positive benefit to the health of the public. The protection of the natural and built environments and the conservation of natural resources must be addressed in any health promotion strategy.

STRENGTHEN COMMUNITY ACTION

Health promotion works through concrete and effective community action in setting priorities, making decisions, planning strategies and implementing them to achieve better health. At the heart of this process is the empowerment of communities, their ownership and control of their own endeavours and destinies.

Community development draws on existing human and material resources in the community to enhance self-help and social support, and to develop flexible systems for strengthening public participation and direction of health matters. This requires full and continuous access to information, learning opportunities for health, as well as funding support.

DEVELOP PERSONAL SKILLS

Health Promotion supports personal and social development through providing information, education for health and enhancing life skills. By so doing, it increases the options available to people to exercise more control over their own health and over their environments, and to make choices conducive to health.

Enabling people to learn throughout life, to prepare themselves for all of its stages and to cope with chronic illness and injuries is essential. This has to be facilitated in school, home, work and community settings. Action is required though educational, professional, commercial and voluntary bodies, and within the institutions themselves.

REORIENT HEALTH SERVICES

The responsibility for health promotion in health services is shared among individuals, community groups, health professionals, health service institutions and governments. They must work together towards a health care system which contributes to the pursuit of health.

The role of the health sector must move increasingly in a health promotion direction, beyond its responsibility for providing clinical and curative services. Health services need to embrace an expanded mandate which is sensitive and respects cultural needs. This mandate should support the needs of individuals and communities for a healthier life, and open channels between the health sector and broader social, political, economic and physical environmental components.

Reorienting health services also requires stronger attention to health research as well as changes in professional education and training. This must lead to a change of attitude and organization of health services, which refocuses on the total needs of the individual as a whole person.

MOVING INTO THE FUTURE

Health is created and lived by people within the settings of their everyday life; where they learn, work, play and love. Health is created by caring for oneself and others, by being able to take decisions and have control over one`s life circumstances, and by ensuring that the society one lives in creates conditions that allow the attainment of health by all its members.

Caring, holism and ecology are essential issues in developing strategies for health promotion. Therefore, those involved should take as a guiding principle that, in each phase of planning, implementation and evaluation of health promotion activities, women and men should become equal partners,

COMMITMENT TO HEALTH PROMOSHON

The participants in this conference pledge:
— to move into the arena of healthy public policy, and to advocate a clear political commitment to health and equity in all sectors;
— to counteract the pressures towards harmful products, resource depletion, unhealthy living conditions and environments, and bad nutrition; and to focus attention on public health issues such as pollution, occupational hazards, housing and settlements;
— to respond to the health gap within and between societies, and to tackle the inequities in health produced by the rules and practices of these soci-

eties;
— to acknowledge people as the main health resource; to support and enable them to keep themselves, their families and friends healthy through financial and other means, and to accept the community as the essential voice in matters of its health, living conditions and well-being;
— to reorient health services and their resources towards the promotion of health; and to share power with other sectors, other disciplines and most importantly with people themselves;
— to recognize health and its maintenance as a major social investment and challenge; and to address the overall ecological issue of our ways of living.

The conference urges all concerned to join them in their commitment to a strong public health alliance.

CALL FOR INTERNATIONAL ACTION

The Conference calls on the World Health Organization and other international organizations to advocate the promotion of health in all appropriate forums and to support countries in setting up strategies and programmes for health promotion.

The Conference is firmly convinced that if people in all walks of life, non-governmental and voluntary organization, governments, the World Health Organization and all other bodies concerned join forces in introducing strategies for health promotion, in line with the moral and social values that form the basis of this CHARTER, Health For All by the year 2000 will become a reality.

III
解　説

1. オタワ憲章の意味

オタワ憲章は、表1のような章立てによって構成されている。

表1　オタワ憲章の構成

1. 序
2. ヘルスプロモーション
   (1) 健康のための前提条件
   (2) 唱道
   (3) 能力の付与
   (4) 調停
3. ヘルスプロモーション活動の方法
   (1) 健康的な公共政策づくり
   (2) 健康を支援する環境づくり
   (3) 地域活動の強化
   (4) 個人技術の開発
   (5) ヘルスサービスの方向転換
4. 未来への胎動
   (1) ヘルスプロモーションのための公約
   (2) 国際的活動の要求

以下、この章立てに沿って解説する。

1. 序

ここでは、ヘルスプロモーションが、①先進国のニーズに応えたものであることと、②「2000年までに」そして、それ以降も「すべての人びとに健康を」を達成するための新しい公衆衛生運動の端緒であることの確認がなされている。

2. ヘルスプロモーション

ここでは、ヘルスプロモーションの定義が明確に述べられている。

「ヘルスプロモーションとは、人びとが自らの健康をコントロールし、改善することができるようにするプロセスである。」

また、ここでは、「健康は、生きる目的ではなく生活の資源である」と強調されている。そして、ヘルスプロモーションが、単に保健部門だけの責任にとどまらず、ライフスタイルやwell-beingにもかかわる幅広いものであることが確認されている。

また、この章で理解しなければならない重要なことは、ヘルスプロモーションの成功の鍵が、①唱道 advocate ②能力の付与 enable そして③調停 mediate という三つの基本的なプロセス（活動原則：エネルギー源）にあるということである。換言すれば、これら三つのプロセス（活動の原則）がなければ、ヘルスプロモーション活動は、活性化しないし、具体化しないということである。

①唱道は、健康に関連するさまざまな要因をコントロールすることによって生活の質を高め、人びとの健康に寄与し、②能力の付与は、人びとが自らの健康の潜在能力を高めることに役立ち、③調停は、保健部門にとどまらず、すべての関係部門を健康確保のための活動に巻き込むという役割を果たすのである。

3. ヘルスプロモーションの活動の方法

ヘルスプロモーション活動の方法は、①健康的な公共政策づくり、②健康を

支援する環境づくり、③地域活動の強化、④個人技術の開発、⑤ヘルスサービスの方向転換である。

　ヘルスプロモーション活動の具体化は、この五つの活動の有機的連携によって可能となることをまず銘記しなければならない。

　各々の活動の解説はともかく、これらの活動の全体にかかわる基本的な考え方を要約してみよう。

　ヘルスプロモーションは、個人とコミュニティが健康の決定要素をコントロールすることを増大させ、それによって健康を改善することを可能にするプロセスである。それは、健康づくりのための方法や健康状態を変化させるための基礎的ニードを認識しようとする人びとのために統一された、新しい概念なのである。そして、それはまた、健康的な未来を創造するために、人びとと環境とのあいだを調整する戦略や個人の健康的選択を社会的責任に統合させる戦略を備えている。

　すなわち、ヘルスプロモーションは、一方ではライフスタイルに直結した健康に対する生活戦略であり、他方では政策に直結した政治戦略なのである。それゆえ、ヘルスプロモーションは、「個人技術の開発」に注目するばかりではなく、「地域活動の強化」、「健康を支援する環境づくり」、そして「健康的な公共政策づくり」にまで注目しなければならないのである。

　最後に確認しておきたいことは、次の二点である。

　第一にヘルスプロモーションは、ヘルス・ケアの範囲をこえているということ。

　第二にヘルスプロモーションの責任を個人、コミュニティ・グループ、保健の専門家、保健医療機関と政府が、分かちもっているということ。

4. 未来への胎動

　この章から読み取らなければならないことは、ヘルスプロモーションの究極目標である。

「ヘルスプロモーションの究極目標は、すべての人びとがあらゆる生活舞台——学習・労働・余暇そして愛の場——で健康を享受することのできる公正な社会の創造にある。」

この読みは、原文に表れている次の二点から可能となろう。

第一は、「健康は、人びとのあらゆる生活舞台、すなわち、人びとが学び、働き、遊び、そして愛するところで、人びとによって創造され生かされている」という論述。

第二は、「健康は、……社会のすべてのメンバーに健康の達成を許すような創造的な状態のなかでの生活を社会が保障することによって、創造されている。」という論述。

(1) ヘルスプロモーションのための公約

この公約の中で、特に記憶にとどめなければならないことは、次の四点である。

① 「健康的な公共政策づくり」に関心を示すこと。
② 主要な健康資源は、「人びと自身」であることを知ること。
③ ヘルスプロモーションに向かって、人びと自身の力を分かちあうこと。
④ 健康とその維持は、主要な「社会的投資」であることを認めること。

なぜなら、ヘルスプロモーションは、個人の生活戦略と、国や地方自治体の政治戦略に直結しているからである。

(2) 国際的活動の要求

オタワ憲章は、最後に「国際的活動の要求」を提示している。われわれは、この提示を真摯に受けとめ、「先進国のリーダー格である」という自覚と責任のもとに、この新しいヘルスプロモーションという新しい世界戦略の展開のために積極的に参加しなければならない。

2. オタワ憲章にいたるまでの道程

はじめに

　1986年11月17日〜21日、カナダのオタワにおいて第一回『ヘルスプロモーションに関する国際会議』が開催された。この会議は、世界的にふくらみつつある新しい公衆衛生運動への期待に応えるための初めての応答であった。[1] 会議には、世界38ヵ国から212人の参加があった。参加者は、『2000年までにすべての人びとに健康を』を達成するために必要な知識や技術および活動計画に関する意見交換を行なった。そして最終日の11月21日に「ヘルスプロモーションに関するオタワ憲章」を提唱したのである。

　討議は、先進諸国のニーズにおかれたが、他のすべての地域における同様の関心を考慮した。それは発展途上国の人びとの『健康権』の確立を目指したアルマ・アタでのプライマリ・ヘルス・ケアに関する宣言、「すべての人びとに健康を」のためのWHOの到達目標に関する文書、「健康のための部門をこえた活動」に関するWHO総会における最近の討議を通じてなされた進歩の上に築かれたものである。

(1) ヘルスプロモーションの起源と発達

　1986年11月21日に提唱されたWHOの「ヘルスプロモーションに関するオタワ憲章」は、まさに「健康のルネサンス」と呼ぶにふさわしい内容を備えているように思われる。[注1]

　ふりかえってみれば1946年にニューヨークで開催された国際会議が「世界保健機関憲章」を採択し、その前文において「健康の定義」をうたったのが世界の人びとの健康運動の端緒であった。[2]「健康とは、身体的・精神的および社会的に完全に良好な状態であって、単に病気や虚弱でないだけではない」。

われわれは、このWHOの「健康の定義」を精神的支柱として、今日まで人びとの健康を守り高めようと努力を重ねてきた。

ところで、1946年に提唱されたWHOの健康憲章をスタートとして、1986年のWHOのヘルスプロモーションに関するオタワ憲章までのあいだに起こったできごとの中で忘れてはならない出来事がある。それは、1978年にソビエト（現ロシア連邦）のアルマ・アタで宣言された「プライマリ・ヘルス・ケアに関するアルマ・アタ宣言」（以下PHCと略す）である（図1）。[3]

PHCとは、地域に住む個人や家族にあまねく受け入れられる基本的保健ケアのことであり、それは住民の積極的参加とその国でまかなえる費用で運営されるものである。PHCは、それが核となって構成されている国の保健システムおよび地域全般の社会・経済開発などの一つの必須部分を成すものである。

この定義にみられるように、PHCは、その国とコミュニティで供給できる費用によって動かすことのできる実践的でかつ確実性と社会的に受容される方法を備えた必須のヘルス・ケアである。コミュニティのすべての人びとは、PHCに近づくべきであり、すべての人びとはその中に含まれるべきである。

このPHCは、先述したように発展途上国の人びとの健康権の確立をめざして創造されたものであるが、先進国へのインパクトも大きなものがあった。日本でも、この出来事を契機として、国・地方自治体・民間団体・医師会等において『PHC』あるいは『PC』に関するさまざまな活動が展開されたことは記憶に新しい。

ヘルスプロモーションの理解のためには、まずこのPHCを十分理解しなければならないことを指摘しておきたい。なぜなら、このPHCが、ヘルスプロモーションの基礎概念の一つだからである。

(2) イローナ・キックブッシュ博士の構想

ヘルスプロモーションを語るとき、忘れてはならない人物がいる。それは、イローナ・キックブッシュ博士（Dr. Ilona Kickbusch）〈以下彼女と称する〉

（注1）
　ルネサンスとは、本来「再生」または「復興」を意味することばであるが、周知のように、中世ヨーロッパに起こったギリシャ・ローマ文化への復興をめざす運動のことである。しかし、それははるかな昔に帰ろうとする回顧的運動ではなかった。古典の真の姿のなかから新しい人間に対する見方、新しい世界に対する見方や考え方をみいだそうとする革命的、かつ積極的な社会運動だったのである。
　「健康ルネサンス」は、WHO創設時への復興をめざすムーブメントなのである。

図1　WHOのヘルスプロモーションの起源と発達

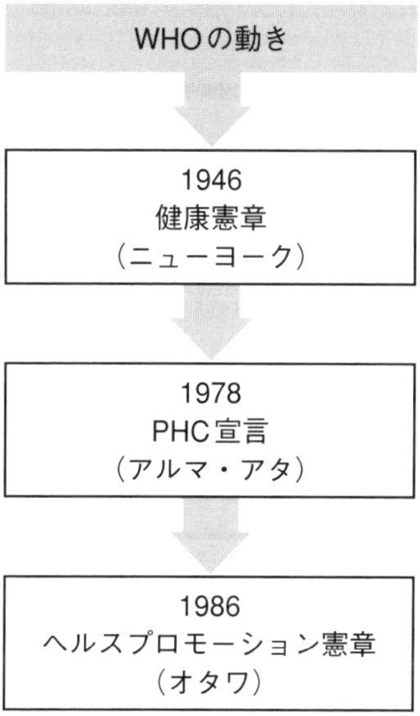

```
WHOの動き
    ↓
　1946
健康憲章
（ニューヨーク）
    ↓
　1978
PHC宣言
（アルマ・アタ）
    ↓
　1986
ヘルスプロモーション憲章
（オタワ）
```

である。なぜなら、このヘルスプロモーションに関する計画は、WHOヨーロッパ地域事務局の健康教育課に所属していた彼女を中心として、1981年に始められたものだからである。以来、この計画について専門家、特殊な学問領域の人びとと、消費者団体の人びとが、じっくりと討議をした結果、1984年1月、WHOヨーロッパ地域事務局の新しい事業として「ヘルスプロモーション計画」が設立されたのである。

　以下に、彼女の「ヘルスプロモーションに関する構想」を紹介しよう。ここでは、特に彼女の構想の中核を成すつぎの三つの論文を取りあげる。

① 1981年「健康への巻き込み―社会的概念としての健康教育―」
　Involvement in Health: a social concept of Health education [4]
② 1983年「ライフスタイルと健康―序説―」
　Lifestyle and Health: An Introduction [5]
③ 1985年「ヘルスプロモーション―新しい公衆衛生への動き―」
　Health Promotion — the move towards a new public health — [6]

1) 1981年「健康への巻き込み―社会的概念としての健康教育―」

　この論文からわれわれは、次の事実を学ぶべきである。それは、ヘルスプロモーションの概念が、ヨーロッパの「健康教育の概念」の効用と限界を検討する過程の中で創造されたということである。ともあれ、この論文で主張されている諸論点をみてみよう。

　この論文は、「健康とは、社会的なアイディアである。Health is a social idea.」という短い文章から始まっている。この考え方こそヘルスプロモーションの底流を成す考え方である。

　ともあれ、まず彼女の指摘するヨーロッパ地域における健康教育のアプローチにみられる四つの根本的な転換についてみてみよう。

　それは、①処方的な健康維持からヘルスプロモーションへの転換、②個別の行動変容アプローチからシステマチックな公衆衛生的アプローチへの転換、③医療側による指導から素人（一般の人）の能力の承認への転換、④権威的な健康教育から援助協力的な健康教育への転換、の四つの転換である。

　そして、このような転換に対応するためにヨーロッパ地域事務局は、彼女の発想を軸として、新しい健康教育計画を立てたのである。

　この計画は、次の三つの主要な領域から構成されている。（表1）
　①ヘルスプロモーション　Health Promotion
　②予防的健康教育　Preventive Health Education
　③支援的健康教育　Supportive Health Education

表1　ヨーロッパ地域事務局の3つの健康教育計画

①**ヘルスプロモーション　Health Promotion**
　焦点：健康的なライフスタイル形成をめざした活動
　課題：人びとが自分の健康を維持したり改善するために行っている活動（例えば、ジョギング、ヨガなどのスポーツ、食物、飲酒などのコントロール、環境改善のためのグループ活動など）が、本当に健康の保持増進につながっているかの鑑定にある。なぜなら、健康やヘルスプロモーションに関するデータが不足しているからである。しかし、健康的なライフスタイル形成がヘルスプロモーションの不可欠な要素であることだけはわかっている。

②**予防的健康教育　Preventive Health Education**
　焦点：学齢前の子どもたちに対する健康教育
　課題：健康教育の枠組の中に予防的保健行動に貢献している集団や組織（家庭、学校、同僚、ピアグループ、近隣、地域社会など）を位置づけ、それらと関係を結ぶのを援助することにある。
　　　　なぜなら、これらの集団・組織が、健康学習に役立っているからである。しかし、家族や素人の組織を政治的に扱うことは、たいへん微妙で難しい問題である。

③**支援的健康教育　Supportive Health Education**
　焦点：セルフ・ケア、セルフ・ヘルプ、ミューテュアル・エイド・グループの活動
　課題：一般的な教育と同様、疾病傾向にある患者の教育を明確にすることや、慢性疾患や長期の障害に対処している素人の実践（セルフ・ケア、家族ケア）に関する知識の増強、相互援助グループの範囲や構成、普及の調査、そしてセルフ・ケアの教育プログラムの必要性と可能性を評価することなどが必要である。なぜなら、これらの素人の活動が、専門家の治療システムを衰えさせないばかりか、きわめて重要な基本的ヘルス・ケア活動として再発見され再評価されるようになってきたからである。

注：この表は、キックブッシュ博士の考え方に基づき筆者がまとめたものである。
　　ここでいう素人とは、単に一般の人びとということではなく専門知識を持っていない人という意味である。

このように、当初「ヘルスプロモーション」は、新しい健康教育に関する三つの計画の中の一つとして位置づけられていたのである。この点は、ヘルスプロモーションの起源を知る上でまた健康教育との関係を知る上で、重要なので銘記されたい。なぜなら、これ以後、彼女は、逆にヘルスプロモーションというアンブレラumbrellaの中に健康教育を吸収したからである。

2) 1983年「ライフスタイルと健康——序説——」

これは"European monographs in health education research 5, 1983"の序章論文である。(注2)彼女は、この論文の中で、次のように主張している。

「19世紀末以来の病理学的パラダイムによるネガティブなアプローチは、時代の要請に適さない」とし、「現代及び将来は、ホリスティック医学のパラダイムや社会生態学的パラダイムによるポジティブなアプローチを必要としている」として、次の三つの要素の重要性を主張している。それは①社会環境、②個人の価値観とライフスタイル、そして③健康の重要性である（図2）。

そして「従来は『社会環境』が『個人の価値観とライフスタイル』や健康の重要性に大きく影響していたが、『健康の重要性』を社会が認識するにつれて、その力が逆に『社会環境』や『個人の価値観やライフスタイル』を変化させるようになった」と述べている。ここで言うライフスタイルは、「経験と環境に対する反応と行動」である。換言すれば「社会化のプロセスを通して発達し、標準化された反応と行動で作られるもの」である。

彼女は、この論文において初めて、人びとが「健康」という価値を大切にすればするほど、人びとは「ライフスタイル」と「社会環境」を健康のために役立つものにしようと努力するというユニークな考え方を明確に意識したのである。

こうした意味合いから、筆者はこの論文を「ヘルスプロモーション」のスプリング・ボードを成す重要な論文として位置づけたい。

図2 社会環境、個人の価値観とライフスタイル、そして健康の重要性の相互連関

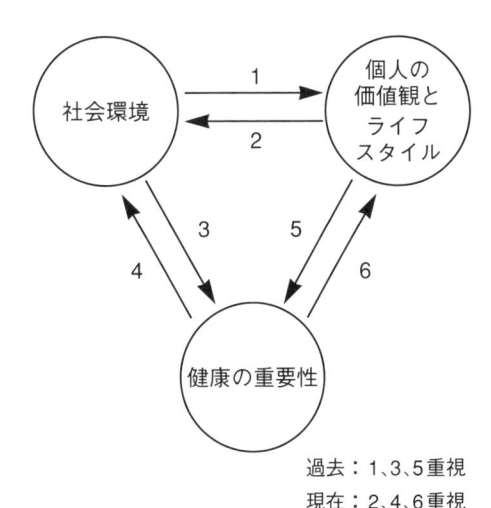

(注2)
このmonographの冒頭で、ヨーロッパ地域事務局長のLeo Kaprioは、「健康の分野における新しい潮流は、ダイエット、運動、喫煙といった個人の生活習慣や職場環境、友人関係そして余暇といった社会生活の質を改善することである。」と述べ、さらに「そのような状況の変化は経済的、政治的、社会的、物理的環境要因によって影響を受ける。そのためには、われわれは住民参加を基礎としたポジティブ・ヘルスへの戦略を計画しなければならない。」と述べている。要するに、カプリオは『社会的アイディアとしての健康』の理解の必要性を訴えたのである。

過去：1、3、5重視
現在：2、4、6重視

3）1985年「ヘルスプロモーション——新しい公衆衛生への動き——」

この論文において、彼女は「ヘルスプロモーション」の考え方が誤りでないこと、否これからの世界の「公衆衛生上の諸問題」の解決のために必要不可欠なものであるということを自覚したのである。

彼女の言う「公衆衛生上の諸問題」とは、①世界の人びとの長寿の問題、②先進国における疾病構造の変化の問題、③南北における健康状態の結びつきの問題、④健康に関する持続的な不平等の問題である。

彼女は「これらの諸問題の解決は、医学により提供された手段やその介入を

越えたところにある。医学的アプローチの欠陥は、先進国における医療費の増加や利益の減少、並びに発展途上国の基本的医療サービス供給の進歩の遅れによって露呈されている。それゆえ、われわれは、基本的に社会的・政治的な要素を探る方向への動きを重視しなければならない。なぜなら、すぐれた健康の達成は、政治的な意志や活動を必要とするし、幅広い人びとの参加による社会運動を通じて自分たちのヘルス・ニーズを表明することにも、深くかかわっているからである。」とし、われわれにいま必要なのは「健康が何によって構成されているのかを改めて理解すること」であり、「人びと自身が健康を定義し、それを維持していくことを可能とする環境を創ること」であろうと強調している。

このような基本的な考えに基づき、彼女はヘルスプロモーションを次のように定義した。「ヘルスプロモーションとは、人びとが自らの健康をコントロールし、改善することができるようにするプロセスである。」

今にして思えば、この定義が1986年の「WHOのヘルスプロモーションに関するオタワ憲章」の定義の伏線を成していたのである。

(3) ヘルスプロモーションのねらい

1) ねらい

ヘルスプロモーションの究極目標は、「すべての人びとがあらゆる生活舞台——学習・労働・余暇そして愛の場——で健康を享受することのできる公正な社会の創造」にある。[7]

2) 原理

この目標には、次のような五つの基本原理の認識とそれに基づく実践が必要である。[8]

①ヘルスプロモーションは、特定の病気をもつ人びとに焦点を当てるのではなく、日常生活を営んでいるすべての人びとに目を向けなければならない。

②ヘルスプロモーションは、健康を規定している条件や要因に向けて行われるべきである。

③ヘルスプロモーションは、相互に補完的な多種類のアプローチあるいは方法を必要としている。

④ヘルスプロモーションは、個人あるいはグループによる効果的な、また具体的な住民参加を求めている。

⑤ヘルスプロモーションの発展は、プライマリ・ヘルス・ケアの分野における保健医療の専門家の役割発揮に大きく依存している。

3）健康的なライフスタイル形成 [9]

ヘルスプロモーションの成功の鍵は、個人が健康な「ライフスタイル」を形成することにある。個人のライフスタイルは、社会化のプロセスを通して形成される。それは、両親・兄弟・ピアグループそして友人等の社会的相互作用を通して、あるいは学校やマス・メディア等の影響を通して学習されたものである。

このライフスタイルのあり方のいかんが、健康にとってプラスにも、マイナスにも影響することが脳血管疾患、心疾患、がん等のいわゆる成人病の原因研究によって明らかになってきた。その結果、健康をライフスタイルの変化を通して改善しようという動きがヘルスプロモーションという形で現れてきたのである。このヘルスプロモーション活動は、ライフスタイルに影響する個人と全環境の要因の両方に向けられている。

しかしながら、健康に関する完全な理想状態がないと同様に「『すべての人びとに最適なライフスタイル』というのはありえない」ことを認識することが大切である。この認識は、われわれが画一的なライフスタイル形成をめざすことの危険性と共に「健康至上主義」healthismに陥ることを防ぐためにも不可欠である。

おわりに

最後に確認しておきたいことは「このヘルスプロモーションの発祥の地が、ヨーロッパである」ということである。それゆえわれわれは、ヨーロッパの本質（市民共同体のルール）を理解したうえで、日本的なヘルスプロモーション活動を展開していかなければならない。

〈文　献〉

(1) Ottawa Charter for Health Promotion, 1986.
(2) The First Ten Years of the World Health Organization, WHO, Geneva, 1985.
(3) Primary Health Care, Report of the International Conference on Primary Health Care, Alma-Ata, U.S.S.R., Geneva, 1978.
(4) Ilona Kickbusch; Involvement in Health: A Social Concept of Health Education, International Journal of Health Education, Vol.24, No.4, 1981.
(5) Ilona Kickbusch; Lifestyles and Health: An Introduction, European Monographs in Health Education Research No.5, IX-XI, 1983.
(6) Ilona kickbusch: Health Promotion—the move towards a new public health—, WHO Regional Office for Europe, Copenhagen, 1985.
(7) Ottwa Charter for Health Promotion, 1986.
(8) Health Promotion: A Discussion Document on the concept and Principles, WHO Regional Office for Europe, Copenhagen, 1984.
(9) Don Nutbeam: Health Promotion Glossary, Health Promotion, Vol.1, No.1, 1981

〈参考文献〉

(1) 郡司篤晃「WHOのヘルスプロモーションに関するオタワ憲章」公衆衛生　Vol.51, No.11.1—6, 1987.

(2) 郡司篤晃「ヘルスプロモーションに関するオタワ憲章」健康と環境　No.1, 66—72, 1987.

(3) 島内憲夫「WHOのヘルスプロモーションに関するオタワ憲章」医学のあゆみ　Vol.142, No.13, 941, 1987.

(4) 島内憲夫「ヨーロッパからの新しい風——健康創造戦略の胎動——」健康と環境　No.1, 73—75, 1987.

Ⅳ
ヘルスプロモーション・キーワード

　ヘルスプロモーション・キーワードは、ヘルスプロモーションに関するコンセンサスを得るための一つの試みである。ここに示した用語によって、ヘルスプロモーションの全容が理解できるわけではない。しかし、ヘルスプロモーション用語の中心をなすものであることだけは確かである。（なお、このキーワード作成のためにDon Nutbeam の"Health Promotion Glossary" Health Promotion, Vol.1, No.1, 1986.を参考にしたことをお断りしておきたい。）

1. ヘルスプロモーションの起源とそのねらい
——Origin and of Health Promotion——

　WHOの歴史を振り返ってみれば、1946年ニューヨークで開催された国際会議が「世界保健機関憲章」を採択し、その前文において「健康の定義」をうたったのが世界の人びとの健康運動の端緒であった。「健康とは、身体的・精神的および社会的に完全に良好な状態であって、単に病気や虚弱でないだけではない。」各国の保健医療従事者は、このWHOの「健康の定義」を精神的支柱として、今日まで国内はもとより世界中の人びとの健康を守り高めようと努力を重ねてきた。

　1978年にはソ連で、発展途上国向けの健康創造戦略として、プライマリ・ヘルス・ケア（PHC）に関するマルマ・アタ宣言が提唱されたことは記憶に新しい。

今また、1986年11月21日「ヘルスプロモーションに関するオタワ憲章」がWHOによって提唱された。これは、先進国向けのものであるが、「健康のルネサンス」と呼ぶにふさわしい歴史的出来事であった。われわれは、この新しい健康創造の戦略であるヘルスプロモーションを真摯に受けとめなければならない。

ヘルスプロモーションは「すべての人びとがあらゆる生活舞台——学習・労働・余暇そして愛の場——で健康を享受できる公正な社会を創造しようとする」遠大な計画を備えている。

2. 健康 ——Health——

健康は、WHO（1946年）によって次のように定義された。「健康とは、身体的・精神的および社会的に完全に良好な状態であって、単に病気や虚弱でないだけではない。」しかしながら、現在までのところ、これらすべてを包含した理想的な健康は、多くの人びとの生活の中では享受できないものであった。

1986年に提唱されたWHOの「ヘルスプロモーションに関するオタワ憲章」の中では、「健康は抽象的な状態としてではなく、人の潜在能力を最大限に生かすことであり、環境の挑戦に対して積極的に反応していく能力である」と考えられている。すなわち、人びとにとって健康は生きる目的ではなく、毎日の生活の資源として考えられている。それは、身体的能力と同時に社会的・個人的資源を強調した積極的な概念なのである。また、個人と環境との相互作用、そして両者の動的均衡を重視していることから由来する健康概念の相対的・主体的性質を重んじるという特徴を備えている。この相対的性質からは「文化によって健康が異なること」、主体的性質からは「専門家とは異なる素人なりの健康の捉え方があること」を、われわれは学ばねばならない。ここでは、特に「主体的な健康の捉え方」の重要性を指摘したい。

人々（素人）は、健康を、身体的には「病気でない状態」「快食・快眠・快便」「身体が丈夫・元気なこと」、精神的には「心身ともに健やかなこと」「幸

福であること」、そして社会的には「仕事（勉強）ができること」「遊べること」、霊的・魂的（スピリチュアル）には「前向きに生きること」「人を愛することができること」等と捉えている。そしてこのような健康の捉え方は、専門家から教えられたものではなく、人びとが人生の中で生じるさまざまな生活上のできごとを体験することによって学習した（健康の社会化の）成果であるということを、われわれは理解しなければならない。なぜなら、健康は、人びと自身のものだからである。

3. ライフスタイル ——Lifestyle——

ライフスタイル（Lifestyle）とは、個人をとりまく全環境、個人の社会的生活状態そして個人のパーソナリティの相互作用によって決定された一般的な生活様式である。

個人のライフスタイルは、社会化のプロセスを通して形成される。それは、両親・兄弟・ピアグループそして友人などの社会的相互作用を通して、あるいは学校やマス・メディア等の影響を通して学習されたものである。このライフスタイルのあり方のいかんが、健康にとってプラスにも、マイナスにも影響することが、がん、心疾患、脳血管疾患等のいわゆる成人病の原因究明によって明らかになってきた。その結果、ライフスタイルの変化を通して健康を改善しようという動きが最近現われてきた。しかしながら、健康に関する完全な理想状態がないと同様に「『すべての人びとに最適なライフスタイル』というのはありえない」ことを認識することが大切である。この認識は、われわれが画一的なライフスタイルの形成をめざすことの危険性とともに、「健康至上主義 healthism」に陥ることを防ぐためにも不可欠である。

最後に一言。「健康な家庭生活、学校生活、職場生活そして地域生活の創造は、健康なライフスタイル形成の鍵である」。

4. プライマリ・ヘルス・ケア ——PHC: Primary Health Care——

PHCとは、地域に住む個人や家族にあまねく受け入れられる基本的保健ケアのことであり、それは住民の積極的参加とその国でまかなえる費用で運営されるものである。PHCは、それが核となって構成されている国の保健システムおよび地域全般の社会・経済開発などの一つの必須部分を成すものである。

この定義にみられるように、PHCは、その国と地域社会で供給できる費用によって動かすことのできる実践的で、かつ確実性と社会的に受容される方法を備えた必須のヘルス・ケアである。地域社会のすべての人びとは、PHCに近づくべきである。このPHCをできるだけ早く地域社会に受け入れられるようにするには、健康の向上に向けて住民や家族の相互扶助および個人の自助努力が行われなければならない。

このPHCは、1978年にソ連のアルマ・アタにおいて開催されたWHO／UNICEF主催の『PHCに関する国際会議』において「アルマ・アタ宣言」として提唱されたものである。その目的は、発展途上国の人びとの健康権の確立にあった。

5. ポジティブ・ヘルス ——Positive Health——

ポジティブ・ヘルス（Positive Health）は、病気の兆候を示さない状態という消極的な健康の状態(Negative Health)ではなく、その状態をこえた積極的な健康の状態である。この概念は、一般的には生活の質（Quality of Life）や人間の潜在能力と関係がある。すなわち、この概念には、自己実現の力や生活力そして創造力等といった人間の至高健康のために必要な「潜在能力」が含まれている。それゆえ、この概念は、病気の予防や治療そして回復を目指した伝統的な医学概念では理解することができない。なぜなら、この概念は、医学的な見方では捉えることができない健康の状態を表わす概念だからである。また、この概念は、ヘルスプロモーション哲学の中心に位置する重要な概念である。

6. コーピング　——Coping——

　コーピング（対処）は、日常生活のさまざまな問題、ストレスそしてストレーン（緊張）あるいはストレスの原因となっている生活上のできごとを処理するために、個人によって使われる。あるいは、使うことのできる認識力や身体的技能および資源のことである。

　一般的に、人びとはつぎの三つの方法で自分たちの問題に対処している。第一は、問題の認識（捉え方）の変更を試みる方法。第二は、問題を起こしている状況を変えようとする方法。第三は、問題を増大させているストレスをコントロールする方法である。

　通常、日常生活において人びとは、タバコやお酒そして薬の力等を借りてストレスに対処している。しかし、これらは使い方を間違えると取り返しのつかない結果を招く恐れがある。換言すれば、危険の伴う対処方法である。われわれにいま必要なことは、健康のためになる対処方法、たとえば「タバコを吸わない」「お酒を飲み過ぎない」「定期的に適度な運動をする」「親しい友人をつくる」「心から人を愛する」等の方法を開発することである。

7. 健康教育　——Health Education——

　従来の健康教育は、病気の危険因子としてあきらかにされた行動を変容させる手段としての、病気の予防に関する学習の機会を意識的に構成することに力を注いでいた。

　しかし、現在では健康教育の意図するところでは、人びとが自らの行動と努力によって健康を築きあげること（健康的なライフスタイル形成）に焦点をおいている。それゆえ、健康教育の関心は、人びとが自らの健康状態をコントロールし改善しようという個人の動きから、個々人を包んでいる家族、学校、職場そしてコミュニティを巻き込み、それらを健康に役立つものに改善しようとする活動にまで及んでいる。

　昔も今も変わらないものと言えば、健康教育には指導する側と学習する側と

のコミュニケーション(時代によってコミュニケーションの形式は異なるが…)が存在していることである。

8. 病気の予防 ——Disease Prevention——

病気の予防とは、病気の危険因子（Risk Factor）を減少させ、病気に対する抵抗力を増大させるために計画された戦略を表す言葉として一般に使われている。

病気の予防は「病気の発生を予防しようとする第一次予防」と「病気の早期発見・早期治療を通して病気の進行を止めあるいは遅らせる第二次予防」に区別することができる。

病気の予防は、特に危険因子を有する個人や集団を扱う医療分野では必須の活動である。それは、プラスの意味を表していないが、現在の健康状態を維持する（マイナスにしない）ことに関心がある。

人びとが日常生活のなかで予防の行動を実践するためには、人びとの行動を変容させるための手段としての「健康教育」のノウハウ（実際的な知識）が必要である。

9. コミュニティ ——Community——

コミュニティとは、地域社会という生活の場において、市民としての自主性と主体性と責任とを自覚した住民によって、共通の地域への帰属意識と共通の目標と役割意識をもって、共通の行動がとられようとする、その態度のうちに見出されるものである。特に、生活環境を等しくし、かつそれを中心に生活を向上せしめようとする共通利害の方向で一致できる人びとが作りあげる地域集団活動の体系がコミュニティの発現形態である。

コミュニティ活動は、趣味・学習・スポーツ・レクリエーション・子ども会・PTA・消費者運動・リサイクル活動・健康まつり等多様であるが、これらの活動に共通することは、「地域の中に固有の地域文化を発見し、形成しよ

うとする目的が含まれている」ということである。また忘れてならないことは、いずれの活動も「私的領域をこえたところに〈心触れ合うつきあいの場をつくり〉、そして〈その場の中で共に重荷を担いあっていく活動〉である」ということである。

10. コミュニティ・インボルブメント　——Community Involvement——

コミュニティ・インボルブメントは、健康を促進させるためのあらゆる意思決定や活動の過程（問題発見・診断・実施・評価等）の中に人びとを巻き込む過程である。

この過程には、①コミュニティの中で健康に役立つ社会的ネットワークや社会的支援（ソーシャル・サポート）を強化すること、②コミュニティで得ることが可能な物質的資源を開発すること、③環境を健康的なものにするための政治的活動、そして④健康的な生活のために必要な全資源を有効に活用するための支援等が含まれている。

11. 社会的ネットワーク　——Social Networks——

社会的ネットワークとは、人びとの間の社会的関係と結合のいくつかのタイプである。そして、それは、健康のための社会的支援を人びとにとって身近なものとし、健康に役立てようとするものである。

社会的ネットワークは、コーピング（対処）のための重要な資源として役立てることができる。また、健康行動の補強や不健康からの回復に寄与するかもしれない。

安定した社会は、社会的資源の活用を可能とさせる社会的ネットワークを確立しやすいようである。失業の増加、住宅の再供給計画、そして急速な都市化のような不安定な影響は、重大な社会的分裂を導くのである。そのような状態のもとでは、健康を目的とした人びとのための積極的な助力を備えた公的・私的な社会的ネットワークの確立あるいは再確立を支援することが必要である。

12. 社会的支援 ——Social Support——

社会的支援は、ネガティブな生活上の出来事（Life Events）や、その他のストレス源に対する緩衝器のような対処活動であり、かつコミュニティ内の個人やグループに役立つ援助活動である。社会的支援は、情緒的支援、情報の分かちあい、そして商品とサービスを含んでいる。

社会的支援への接近は、社会的ネットワークあるいは文化的グループに所属する個人そして人びととの自発性に依存しているだけではなく、あらかじめ用意された機会に依存しているのである。

13. セルフ・ケア ——Self Care——

人びとの日常生活におけるセルフ・メディケーション（自己療法）、セルフ・トリートメント（自己処置）そしてファースト・エイド（初期手当）を含んだ非公式に組織化された健康活動と健康に関連した意志決定である。セルフ・ケアは、ヘルス・ケア・システムにおける第一次的（基礎的）な資源として考えられている。そして通常、特別の基礎を備えている。

セルフ・ケアは、人びと自身が、「健康とはどんなものであるか」「健康をいかに増進させるか」「それが間違っているときに何をするのか」といった理解を基礎として、人びとが自らの健康の責任の多くを担うという手段（方法）である。

セルフ・ケアの過程（プロセス）の要素には、適当な専門的サービスをいつ求めるかという、その限界の認識が含まれている。保健医療従事者の責任は、住民のセルフ・ケアに対する自信（Confidence）を高めるために必要な総合的なサービスを用意することである。

14. セルフ・エスティーム（自己尊重）——Self Esteem——

セルフ・エスティームとは、個人が自分で認めた自分自身のイメージに対す

る価値の範囲である。

　高いセルフ・エスティームは、良い精神的健康を導くということは、一般的に認められている。さらに高いセルフ・エスティームは、健康に関連した決定に関して、たとえば同僚や家族の圧力からの自由を許すことによって、個人の自立を促すという議論がある。この理由から、セルフ・エスティームをのばすための活動は、すべてヘルスプロモーションとして考えられるかもしれない。

　しかしながら、セルフ・エスティームを侵害する雇用機会、収入そして住宅のような、全環境の中の疎外要因には注目しなければならない。このように個人のセルフ・エスティームを上昇させる効果的な活動は、個人と同様に環境にも向けられなければならない。

15. セルフ・エンパワーメント ——Self Empowerment——

　セルフ・エンパワーメントとは、健康のためのライフスキル（生活技術）の開発と利用を通して個人的な自立を達成することである。

　また、意思決定能力を回復させ、人びとが自立（人びと自身の健康、家族の健康そしてコミュニティの健康について、人びとがなすべき方針を決定するための技術の伴った自立であるが…）しているという信念を個人に授けるための過程（プロセス）である。

16. マス・メディア ——Mass Media——

　マス・メディアとは、一般の個人あるいはグループに対して直接広められる視覚、聴覚的メッセージによる、すべてのコミュニケーションの方法である。たとえば、それはテレビ、ラジオそして新聞等を含んでいる。

　健康に関して精通した、効果的な個人のレベルアップやコミュニティ・インボルブメントを達成することは、持続的で、入手しやすく、信用できる、また魅力のある情報に依存している。マス・コミュニケーションは、これに関する中心的役割をもっている。この役割は、情報技術の開発やマス・コミュニケー

ションの新しい方法がより幅広く得られるようになると、一層重要になってくるかもしれない。

17. ストレス ——Stress——

ストレスとは、諸個人が自らの問題を明らかにし、行動化する過程である。いかに人びとが問題に反応するか、問題に対処することを試みるかということである。それは、人びとの要求、対処に役立つ支援や資源、そして対処を強制することによって形成される、特殊な状況概念である。

ストレスはまた、毎日の生活の中でのある出来事に対する反応としての生理学的変化の文脈のなかでも定義が可能である。

ストレスは、重病や死別、あるいは離婚のような大きなライフイベント（生活上の出来事）と密接に関係している。社会的役割の変化や社会的役割の移行の期間も、ストレスの重大な原因として、考えられている。また、ストレスは出来事に対するよりよい対処を動機づけるような状況に対する積極的反応として考えられている。

18. 生活の質 ——Quality of Life——

生活の質は人びとのニーズが満足されていること、自由と幸福を達成するための機会を否定されないようにすること、といった個人や集団の認知である。

生活の質という用語は、基礎的な物質的必要物が広く得られている開発された国（世界）で一般的に使われている。個人は、個人的・社会的ニーズを満たすためのポテンシャルや、単なる生存を越えた存在の質を求めるためのポテンシャルに、次第に気づくようになっている。

19. 犠牲者非難 ——Victim-Blaming——

個人の危険行動に焦点をおいたある病気予防のプログラムは、危険行動を無意識に「人びと自身の怠慢の結果だ」とするかもしれない。この考え方が、犠

牲者非難である。しかし、本来健康と健康問題の責任の所在は個人にあるのではなく、社会にある。それゆえ、人びとは、健康と健康問題に対する社会の責任を自覚することによって、犠牲者非難を避けなければならない。

20. 健康至上主義 ——Healthism——

　健康至上主義は、健康は他のすべての報酬や満足よりも重要であるという信念、あるいは文化的価値を説明するために使われる言葉である。換言すれば、「健康の達成は、人生における究極の目的である」という考え方を表したものである。これは、「健康は、生きる目的ではなく生活の資源である」と主張するヘルスプロモーションの基本的な考え方とは大きく異なる。

　ヘルスプロモーションの視点からすれば、「健康が人生の目的化している社会は、人間としての完全なる自由と幸福が獲得されていない、否、獲得され得ない社会」ということになる。なぜなら、「健康という資源が獲得されてはじめて、人間は真の自由と幸福を謳歌できる」と考えるからである。このような意味合いからわれわれは、この健康至上主義を否定しなければならない。

エピローグ
～合本の価値～

　「21世紀の健康戦略1、2」初版が発行された1990年から、20年以上が経過した今、ヘルスプロモーションは保健医療専門職が学ぶ専門知識ではなく、小・中学生をはじめ、一般市民へも届く、身近な存在となってきています。今回の合本は、このような時代の変化と2005年のバンコク憲章を受けて、ヘルス・フォー・オールとオタワ憲章の意義を確認すると共に、より多くの方々にその概念を継承していただきたいという想いからの再販となりました。

　そもそもヘルス・フォー・オールについては、保健医療従事者をはじめ、ヘルスプロモーションを学んでいる方々の中で、どれだけの人が認識されているでしょうか……。残念ながら、専門職においても、その認知度は低いものであるように感じます。さらにWHOヨーロッパ地域事務局から発信された"38の到達目標"の認知度にいたっては、より低いものかもしれません。しかしながら、本書を手に取った皆さまの中には、たとえ健康支援や健康プランの策定に携わるような専門職でなくとも、その体系化された内容と、具体性を帯びた戦略に感心させられた方も多いのではないでしょうか。我が国にも、健康寿命を目指して、国民が主体的に取り組める健康戦略として2000年から各地で展開されている「健康日本21」の活動が存在します。この戦略では、健康生活習慣の改善のため、医学的な視点からの数値目標が掲げられてきましたが、2013年から「健康日本21（第二次）」がスタートし、生活習慣病の予防のみならず、健康格差の縮小や社会環境整備に関する目標値が定められるなど、より幅広い健康の視点が盛り込まれています。

その背景として、近年、健康格差の問題やソーシャルキャピタルの重要性が叫ばれている社会状況が考えられますが、これは"38の到達目標"の最初の目標である"公正"としてすでに掲げられていたものであり、30年近くたった今、ようやく日本における健康課題としても注目させるものになったといっても過言ではありません。だからこそ、私たちが原点に立ち返り、ヘルス・フォー・オールの概念や、その到達目標の全貌を今一度確認することは、大変価値あることであると気づいていただけることでしょう。

また、"ヘルスプロモーション――WHOオタワ憲章――"を読み解く上でぜひ認識していただきたい点は、WHOが21世紀に地球上のすべての人々の健康獲得を目標として「ヘルス・フォー・オール」を掲げ、「プライマリヘルスケア」と「ヘルスプロモーション」の二つの戦略が生まれたという背景であります。さらに、バンコク憲章においてリニューアルされたものの、決してオタワ憲章が古いものになったわけではなく、継承しているものであるという点も忘れてはなりません。しかしながら、これらについての理解が薄かったり、間違った解釈をされたりしている方が多いように感じています。というのも、ヘルスプロモーションをADVOCATE（唱道）する私たちが、その定義や方法論を伝えることに一生懸命になりすぎて、ヘルスプロモーションがどのような経緯で、そして先人たちのどのような想いで生まれてきたのかを伝えきれずに来てしまったからかもしれません。"ヘルスプロモーション――WHOオタワ憲章――"には、その抜け落ちてしまっている"真髄"が詰まっているのです。

人が何か新しい知識や情報を得て、それを実践の場で応用し、活かしていくには、単なる知識の量や技術の取得だけでは困難であることは教育の視点からも言われてきていることであります。そこに、人々の心に働きかけることで生まれる、共感や感動、さらに自分自身の身近な生活との直結から、これならできるのではないかという期待や、やる気を高めるといった、動機づけが不可欠になってくるのです。その点で考えると、本書には単なる訳本や解説書を超えたメッセージがちりばめられていることに気づかされます。

それは紛れもなく、このヘルスプロモーションに、これからの健康領域を大きく変えるであろう、その可能性と価値をいち早く見出し、日本の多くの人々へ伝えたいという、島内憲夫先生の熱い情熱と使命感から溢れてきたものであると感じております（島内先生はこれを"運命"や"出逢い"と表現しています）。そのことが結果的に、日本に初めてこの概念を伝えるきっかけとなったのではないでしょうか。なぜならば、同じ時期に、彼以外にもヘルスプロモーションに触れていた日本人はいたはずですから……。さらには、イローナ・キックブッシュ博士やドナルド・ナットビーム博士をはじめ、様々なヘルスプロモーションを生み出した主要なメンバーとの長年にわたる交流と対話から得た知識や想いが、語られているところも、私たちの理解を助ける力となっているように思います。それを裏付けるかのごとく、初版発行から現在に至るまで、数多くのヘルスプロモーションに関する解説書や訳本、論文や書物が出ておりますが、その多くで、本書の訳や解説が引用されています。

　私は、一読者、研究教育者、そしてヘルスプロモーターとして、本書を後世に残していかねばならないものであると確信しています。なぜならば、ヘルス・フォー・オール、オタワ憲章なくして、現在そして未来のヘルスプロモーションは語ることができないからです。ましてや、未来のヘルスプロモーションを創造していくことは不可能であるといえるでしょう。本当の意味で理解を深めるためにも、この合本の価値を共有していただけたら幸いです。

　最後になりますが、常にヘルスプロモーションを導いてきた先駆者たちは、"今"を見つめると共に"100年先"の地球を視野に入れて活動しています。それこそが、より健康的で幸せな未来の地球（持続可能な社会）を創る原動力になるのかもしれません。ぜひ、私たちもそんな彼らを見習って、今すぐに解決すべき課題から目を背けずに尽力するだけでなく、100年先を見据えた地球サイズの夢（目標）を持ち続けようではありませんか。

平成25年8月20日

Think globally act locally !
"すべての人々に健康を"が叶う日を願って
鈴木美奈子
順天堂大学スポーツ健康科学部
健康社会学研究室　助教

●編訳・解説

島内憲夫（しまのうち・のりお）

1949年　高知県に生まれる
1974年　順天堂大学大学院体育学研究科修士課程修了（健康管理学専攻）
2007年　博士（医学）順天堂大学医学部

＊所　属
　順天堂大学大学院スポーツ健康科学研究科　健康社会学研究室　教授
　順天堂大学スポーツ健康科学部健康学科　健康社会学研究室　教授（併任）
　同大学副学部長
　順天堂大学ヘルスプロモーション・リサーチ・センター所長

●訳書評

鈴木美奈子（すずき・みなこ）

1978年　茨城県（水戸市）に生まれ　千葉県（柏市）育ち
2004年　順天堂大学大学院スポーツ健康科学研究科博士前期課程修了
2013年　順天堂大学大学院スポーツ健康科学研究科博士後期課程満期退学

＊所　属
　順天堂大学スポーツ健康科学部健康学科健康社会学研究室　助教
　順天堂大学ヘルスプロモーション・リサーチ・センター　コーディネーター

〈新装版〉21世紀の健康戦略シリーズ1・2
ヘルスプロモーション
~WHO：オタワ憲章~

2013年11月25日　初版第一刷発行

編訳者　島内憲夫
発行人　峯　達朗
発行所　垣内出版
　　　　〒158-0098
　　　　東京都世田谷区上用賀6-16-17
　　　　TEL 03-3428-7623　FAX 03-3428-7625
印刷・製本　シナノ書籍印刷
装　丁　中野岳人

©Norio Shimanouchi, 2013, Printed in Japan
ISBN978-4-7734-0401-2　C1047